R. Meister (Hrsg.), Entzündliche Erkrankungen des Bronchialsystems

Springer

Berlin
Heidelberg
New York
Barcelona
Hongkong
London
Mailand
Paris
Singapur
Tokio

Rolf Meister (Hrsg.)

Entzündliche Erkrankungen des Bronchialsystems

Ergebnisse der II. Sylter Sekretolyse-Gespräche

Mit 23 Abbildungen und 14 Tabellen

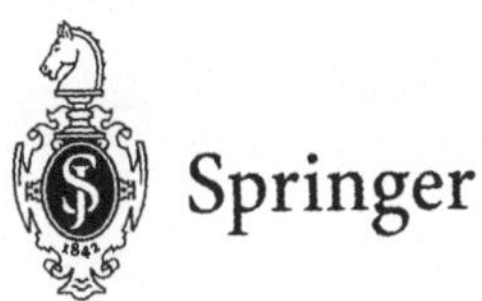

Springer

Professor Dr. med. Rolf Meister
Marienkrankenhaus
Chefarzt – Facharzt für Innere Medizin,
Lungen- und Bronchialheilkunde, Allergologie
Auguste-Viktoria-Allee 2
33175 Bad Lippspringe
Deutschland

ISBN-13:978-3-540-67233-3

Die Deutsche Bibliothek – CIP-Einheitsaufnahme

Entzündliche Erkrankungen des Bronchialsystems : Ergebnisse der II. Sylter Sekretolyse-Gespräche / Rolf Meister (Hrsg.). – Berlin ; Heidelberg ; New York ; Barcelona ; Hongkong ; London ; Mailand ; Paris ; Singapur ; Tokio : Springer, 2000
ISBN-13:978-3-540-67233-3 e-ISBN-13:978-3-642-59770-1
DOI: 10.1007/978-3-642-59770-1

Springer-Verlag ist ein Unternehmen der Fachverlagsgruppe BertelsmannSpringer

Einbandherstellung: design & production, Heidelberg
Gedruckt auf säurefreiem Papier SPIN: 10651023 18/3137 5 4 3 2 1 0

Vorwort

Die Bronchitis – vor allem die chronische Verlaufsform – hat heute den Stellenwert einer Volkskrankheit erreicht. Nach einer Schätzung leiden in Deutschland etwa 10% der Frauen und mehr als 15% der Männer über dem 40. Lebensjahr an einer chronischen Bronchitis. Die Prävalenz steigt mit zunehmendem Alter. Männer sind etwa doppelt so häufig davon betroffen wie Frauen. Wichtige Folgekrankheiten sind das Lungenemphysem, das chronische Cor pulmonale und das Bronchialkarzinom. Die Bronchitis ist hierzulande eine der wichtigsten Ursachen für Arbeitsunfähigkeit und Invalidität. Insgesamt sind die volkswirtschaftlichen Auswirkungen gravierend. Die aus der akuten und chronischen Bronchitis resultierenden direkten und indirekten Kosten bewegen sich jährlich in der Größenordnung von mehreren Milliarden DM.

Der Krankheitsverlauf der chronischen Bronchitis läßt eine deutliche jahreszeitliche Abhängigkeit erkennen. Der Morbiditätsgipfel mit akuten entzündlichen Exazerbationen wird in den Wintermonaten (hauptsächlich von Januar bis März) erreicht. Krankenhauseinweisungen wegen akuter Exazerbation werden in den Wintermonaten etwa 6mal häufiger notwendig als in der warmen sommerlichen Jahreszeit. Mit der Rate der Exazerbationen steigt auch das Mortalitätsrisiko.

Damit die heute verfügbaren Möglichkeiten zur Optimierung der Bronchitistherapie praxisnah umgesetzt werden können, diskutierte ein interdisziplinäres Forum von Experten auf den von Pohl-Boskamp initiierten „II. Sylter Sekretolyse-Gesprächen" über die entzündlichen Erkrankungen des Bronchialsystems und die aktuellen therapeutischen Aspekte beziehungsweise die sich aus der neuesten Forschung ergebenden Behandlungsstandards.

Analysiert man die verordnete medikamentöse Therapie der chronischen Bronchitis im niedergelassenen Bereich, so zeigt sich, daß mit einer Häufigkeit von 34,9 % Mukopharmaka (beziehungsweise Expektorantien oder Sekretolytika) den größten Anteil haben. Es folgen Theophyllin mit 10,7 %, Antibiotika mit 10,1 %, β_2-Mimetika mit 9,4 %, Glukokortikoide mit 5,5 %, Antitussiva mit 5,2 % und Anticholinergika mit 5 %. Der verbleibende Rest von 19,1 % beinhaltet eine große Vielfalt von anderen, teils alternativen Therapeutika. Insgesamt spiegelt sich in diesen Daten wider, daß die Gruppe der Mukopharmaka sowohl bei den Patienten als auch bei den verordnenden Ärzten eine hohe Akzeptanz genießt.

Aufgrund neuerer, wissenschaftlich fundierter Erkenntnisse haben einige Mukopharmaka hinsichtlich ihrer Wirkmechanismen eine Neubewertung erfahren. Den Hintergrund dafür bildet die Erkenntnis, daß im Respirationstrakt inhalative Schädigungen durch Oxidantien (vor allem Zigarettenrauch) sowie die bei Entzündungen aus aktivierten Leukozyten und Makrophagen stammenden freien Radikale eine bedeutende Rolle bei der Schädigung der Bronchialschleimhaut spielen. Die Belastung durch inhalierte und aus den Entzündungszellen freigesetzte Oxidantien kann den körpereigenen antioxidativen Schutz überfordern, so daß ein Ungleichgewicht („oxidativer Streß") resultiert. Der Einsatz von Medikamenten mit antioxidativer Wirkung ist darum eine logische therapeutische Konsequenz. Wie sich gezeigt hat, sind einige Mukopharmaka in der Lage, eine antioxidative Wirkung zu entfalten.

In diesem Zusammenhang verdienen Forschungsergebnisse Beachtung, die zeigen, daß Myrtol standardisiert (Gelomyrtol® forte) schon in relativ niedrigen Konzentrationen die Wirkung von Oxidantien durch das Abfangen von freien Radikalen hemmt. Im Modell mit starken Oxidantien verhindert Myrtol standardisiert die „Fenton-Reaktion" zu 70 % und die Peroxinitritreaktion zu ca. 50 %. Der „Respiratory Burst" und die Myeloperoxidasereaktionen nach Degranulation von aktivierten Neutrophilen im Vollblut werden zu 70 % beziehungsweise 90 % gehemmt. Myrtol standardisiert schützt somit vor einer oxidativen Schädigung des Bronchialsystems und senkt möglicherweise u.a. über diesen Mechanismus die Exazerbationsrate.

Weitere Untersuchungen weisen darauf hin, daß Myrtol standardisiert die Zähigkeit des Mukus entscheidend verändert. Mit einem validierten Modell zur objektiven Vermessung der gleichzeitig viskösen und elastischen Eigenschaften des Schleims konnte erstmalig nachgewiesen werden, daß Myrtol standardisiert eine direkte mukolytische Wirkung besitzt. Mit dem günstigen Effekt auf die Dyskrinie geht eine signifikante Verbesserung der mukoziliären Clearance und der Hustenclearance einher.

Eine wichtige Voraussetzung für die transportaktive Funktion der Zilien besteht darin, daß weder zu viel noch zu wenig Bronchialsekret produziert wird. Die Schleimschicht muß eine an die Länge der Zilien ausgerichtete Dicke aufweisen. Schleim mit einem optimalen Verhältnis von Viskosität zu Elastizität erhöht die Effektivität der mukoziliären Clearance und der Hustenclearance. Vorliegende Studienergebnisse zeigen, daß Myrtol standardisiert diesem Therapieziel nahe kommt und sowohl die Quantität als auch die Qualität des Mukus reguliert.

Mit der durch effektives Abhusten erzielten Bronchialtoilette wird nicht nur die Symptomatik gelindert, sondern auch die Infektionsgefahr reduziert. Mit seiner guten oralen Bioverfügbarkeit setzt Myrtol standardisiert einen Maßstab für die Bronchitistherapie mit Mukopharmaka. Sowohl im Sputum als auch im Exhalat werden nach oraler Einnahme des Phytopharmakons relevante Wirkstoffkonzentrationen nachgewiesen. Damit ist erwiesen, daß das Zielorgan (Bronchialschleimhaut) von dem Wirkstoff tatsächlich erreicht wird, was mit anderen mukoaktiven Substanzen sonst nur durch die topische Anwendung mit zeitaufwendiger Inhalation gelingt.

Was in der Praxis durch den Einsatz von Myrtol standardisiert therapeutisch erreicht werden kann, zeigt eine multizentrische plazebo-kontrollierte Doppelblindstudie an 246 Patienten mit chronischer Bronchitis. Unter einer 6-monatigen Langzeittherapie mit Gelomyrtol® forte kam es signifikant seltener zum Auftreten akuter Exazerbationen während der risikoreichen winterlichen Jahreszeit. Entsprechend konnte auf eine antibiotische Therapie häufiger verzichtet oder zumindest deren Einnahmedauer verringert werden, was aus dem Vergleich zwischen Verum- und Plazebo-Gruppe hervorging. Gleichzeitig war das Allgemeinbefinden in der Verum-Gruppe weniger beeinträchtigt und die Ausprägung der Bronchitissymptomatik signifikant geringer.

Insgesamt lassen die Ergebnisse den Schluß zu, daß Myrtol standardisiert bei der Langzeitbehandlung der chronischen Bronchitis präventiv wirksam ist und zur Abnahme der jahreszeitlich bedingten Morbidität führt. Bei guter Verträglichkeit trägt das Phytopharmakon zur Linderung der Bronchitissymptomatik sowie zur Besserung der Lebensqualität der atemwegserkrankten Patienten bei.

Fazit der Veranstaltung: Mukopharmaka (Sekretolytika, Expektorantien, Mukolytika) erfahren Vorbehalte, so lange diese nicht mit Daten zu grundlegenden Fragen der Wirksamkeit zur Diskussion gestellt werden. Hierzu bilden die „Sekretolyse-Gespräche“ ein ausgezeichnetes Forum. Die Publikation der Referate in diesem zweiten Buch geben die Gelegenheit, die Entwicklung des Kenntnisstandes in einer Serie von Veranstaltungen mit zu verfolgen.

Rolf Meister, Herausgeber

Inhaltsverzeichnis

Autorenverzeichnis

App, Ernst M., Dr. med.
Albert-Ludwigs-Universität Freiburg
Medizinische Klinik
Abt. Pneumologie, Mukoviszidose-Ambulanz
Hugstetterstr. 55, 79106 Freiburg im Breisgau.

de Mey, Christian, Priv.-Doz. Dr. med.
Applied Clinical Pharmacology Services
Philippsring 11
55252 Mainz-Kastel

Dornisch, Kerstin, Dr. rer. nat.
Lehrstuhl für Phytopathologie
Labor für Angewandte Biochemie und Biochemische Toxikologie
Technische Universität München-Weihenstephan
Am Hochanger 2, 85350 Freising-Weihenstephan

Elstner, Erich F., Prof. Dr. rer. nat.
Lehrstuhl für Phytopathologie
Labor für Angewandte Biochemie und Biochemische Toxikologie
Technische Universität München-Weihenstephan
Am Hochanger 2, 85350 Freising-Weihenstephan

Graßmann, Johanna, Dipl.Chem.
Lehrstuhl für Phytopathologie
Labor für Angewandte Biochemie und Biochemische Toxikologie
Technische Universität München-Weihenstephan
Am Hochanger 2, 85350 Freising-Weihenstephan

Hippeli, Susanne, Dr. rer. nat.
Lehrstuhl für Phytopathologie
Labor für Angewandte Biochemie und Biochemische Toxikologie
Technische Universität München-Weihenstephan
Am Hochanger 2, 85350 Freising-Weihenstephan

Meister, Rolf, Prof. Dr. med.
Marienkrankenhaus/Karl-Hansen-Klinik
Chefarzt – Facharzt für Innere Medizin, Lungen- und Bronchialheilkunde, Allergologie
Auguste-Viktoria-Allee 2, 33175 Bad Lippspringe

Rohnert, Ute, Dr. rer. nat.
Lehrstuhl für Phytopathologie
Labor für Angewandte Biochemie und Biochemische Toxikologie
Technische Universität München-Weihenstephan
Am Hochanger 2, 85350 Freising-Weihenstephan

Stelzner, Axel, Prof. Dr. med.
Klinikum der Friedrich-Schiller-Universität Jena
Institut für Virologie
Winzelaer Straße 10, 07745 Jena

Wittig, Thomas, Dr. med.
G. Pohl-Boskamp GmbH & Co.
Abteilung Medizin
Kieler Str. 11
25551 Hohenlockstedt

Freie Radikale in Pathogenese und Therapie von entzündlichen Erkrankungen des Bronchialsystems

SUSANNE HIPPELI, JOHANNA GRASSMANN, KERSTIN DORNISCH, UTE ROHNERT und ERICH F. ELSTNER

Einleitung

Der Respirationstrakt unterliegt zwangsläufig dem Einfluß der Stoffe, die in der Atemluft enthalten sind. Wir Menschen und alle Heterotrophen benötigen den Sauerstoff, Pflanzen vor allem das Kohlendioxid in der Luft. Daneben gibt es aber noch andere Spurenstoffe in der Luft, die sowohl Pflanzen als auch Tiere schädigen können und zuweilen Krankheitssymptome hervorrufen. Bei den Pflanzen sind es gasförmige Spurenstoffe, die das Wachstum und die Entwicklung beeinträchtigen; dazu gehören Schwefeldioxid (SO_2), Ozon (O_3) und andere, heute weniger bedeutsame Gase wie Fluorwasserstoff (HF). Menschen und Tiere werden konzentrationsabhängig von biotischen wie abiotischen Luftkomponenten beeinträchtigt: Dazu gehören sowohl Gase wie SO_2, O_3, NO_x als auch verschieden große Partikel, die sowohl abiotisch (Silikat-Stäube, Asbest, Ruß) als auch biotisch (Pollen, Bakterien, Viren) sein können. Hier soll gleich eingangs und auch definitiv festgestellt werden, daß die dramatischsten Einflüsse auf den menschlichen Respirationstrakt durch das Rauchen gesetzt werden; Rauchen stellt zweifellos die schwerste „Luftverschmutzung" für das Individuum und die unmittelbare Umgebung dar („Passivrauchen"). Wichtig ist die Feststellung, daß die verschiedenartigsten Einflußnahmen zu recht ähnlichen Symptombildern führen können. Es handelt sich um Entzündungsreaktionen, die entweder die Atemwege oder die Lungenfunktion direkt beeinträchtigen. Die Kombination der drei Faktoren

- genetischer Hintergrund,
- Ernährungssituation,
- Vorsensibilisierungen und andere Umweltnoxen

greift auf allen Stufen der Entwicklung einer Schädigung in den pathologischen Prozeß oder in die Ausprägung der Symptome einer sensitiven Reaktion ein. Diese Faktoren bestimmen zweifellos die Empfindlichkeit eines Organismus gegenüber einem „Schadstoff" und entscheiden, ob eine Person z. B. zu den Ozon-„Respondern" gehört oder nicht. Die Definition und mengenmäßige Erfassung sensitiver Individuen wären deshalb wichtige Voraussetzungen bei der Beurteilung von schadensauslösenden Minimaldosen (Schwellenwerte) einer Noxe. Diese Fakten bilden auch die Basis der individuellen Sensitivität, z. B. gegenüber Ozon. Unabhängig vom auslösenden Agens sind es ganz bestimmte biochemische Reaktionen, welche als charakteristische Schädigungsmechanismen definiert werden können. Hier spielen reaktive Sauerstoffspezies (ROS) eine besondere Rolle. Deshalb soll der Sauerstoffaktivierung und der Sauerstofftoxizität ein eigenes Kapitel gewidmet sein.

In den letzten Jahren hat man sehr viel über oxidativ bedingte Erkrankungen von Organen gelernt. Es steht heute außer Zweifel, daß reaktive Sauerstoffspezies bei der Auslösung zahlreicher Erkrankungen und bei der Steuerung sowie der Fehlsteuerung des Blutgefäßtonus, der Leukozytenaktivität und damit der unspezifischen Immunantworten eine zentrale Rolle spielen. Daher sind sie untrennbar sowohl mit der korrekten Funktion als auch der Schädigung von Organen (Herz, Nieren, Leber, Bauchspeicheldrüse, Nerven, Atmungsorgane, Gehirn) verbunden, wobei sie als Botenstoffe im Sinne von „Second messenger"-Molekülen zu sehen sind. Besonders das kleine Molekül NO steht heute im Mittelpunkt des Interesses. Aktivierte Sauerstoffspezies, einschließlich der Sauerstoffradikale, müssen somit nicht in allen Fällen als nachteilig oder gar fatal eingestuft werden, sondern können wichtige biologische Funktionen erfüllen.

Steuerungsfunktionen von aktivierten Sauerstoffverbindungen und Schädigung durch aktivierte Sauerstoffspezies liegen sehr nahe zusammen und sind nur über äußerst behutsame und differenzierte medikamentöse Eingriffe als getrennte Bereiche „ansprechbar" bzw. angreifbar.

Man spricht hier mit Recht von einem „Cross-Talk" von Oxidantien und Antioxidantien, der von einer Vielzahl von Enzymen, Hormonen und anderen Botenstoffen (Zytokinen) minutiös reguliert wird.

Sauerstoffaktivierung ist biologisch notwendig (vgl. Elstner 1990; 1993), es kommt aber darauf an, wo und in welchem Umfang sie stattfindet. Im

Experiment hängt die Beurteilung einer Situation immer vom verwendeten Modell und der dazugehörenden, momentan gültigen, wissenschaftlich begründeten Theorie ab. Dies ist die Grundlage der Biochemie, der physiologischen Chemie und damit guter Brauch in der Schulmedizin (Sies 1985; 1991).

Die Entstehung solcher reaktiver Sauerstoffspezies (ROS) soll hier kurz erläutert werden.

Die Bildung reaktiver Sauerstoffspezies (ROS)

Einige ROS sind freie Radikale, andere wieder nicht. In Tabelle 1 sollen die bedeutendsten ROS zusammengefaßt werden.

Einige ROS haben, wie erwähnt, metabolische Steuerungsfunktionen oder dienen als sekundäre Botenstoffe, wie z. B. das NO oder H_2O_2. Andere ROS, wie $OH^{\cdot}$, HOCl oder ONOOH sind im wesentlichen destruktiv und Ziel präventiver Maßnahmen (Ernährung, Vitaminpillen) oder antioxidativer Therapien (s. unten). Wie entstehen freie Radikale?

Tabelle 1. Die wichtigsten reaktiven Sauerstoffspezies (ROS)

a) Freie Radikale	b) Nicht-radikalische Verbindungen
– atmosphärischer Sauerstoff, $^{\cdot}O_2^{\cdot}$ (Diradikal)	– Wasserstoffperoxid, H_2O_2
– Superoxidradikalanion, $O_2^{\cdot-}$	– organische Peroxide, ROOH
– Hydroperoxylradikal, $HO_2^{\cdot}$	– Unterhalige Säuren bzw. ihre Salze z.B. HOCl, OCl^-
– OH-Radikal, $OH^{\cdot}$	– Peroxynitrit, ONOOH
– Alkoxylradikale, $RO^{\cdot}$	– Singulettsauerstoff, $^1O_2$
– Peroxylradikale, $ROO^{\cdot}$	
– Stickstoffmonoxid, bzw. -Dioxid, $NO^{\cdot}$ bzw. $NO_2^{\cdot}$	

Homolytische und heterolytische Reaktionen

Während heterolytischer Reaktionen werden Elektronenpaare übertragen und es entstehen oder „verschwinden“ Ionen:

a) A–B ↔ $A^+ + B^-$

Homolytische Reaktionen „löschen“ oder bilden Radikale durch Einelektronentransferprozesse; freie Radikale sind durch einen Punkt gekennzeichnet:

b) A–B $\leftrightarrow$ $A^{\cdot} + B^{\cdot}$

Ein Radikal enthält ein ungepaartes Elektron. Es gibt stabile und instabile Radikale. Die meisten freien Radikale sind relativ instabil und reagieren weiter, wobei sie wiederum freie Radikale erzeugen und dabei häufig Kettenreaktionen auslösen. Dies gilt im besonderen für Lipide in biologischen Membranen.

Mechanismen der Sauerstoffaktivierung

Man unterscheidet grundsätzlich zwei verschiedene Prozesse der Sauerstoffaktivierung: photodynamische Prozesse und reduktive Prozesse.

Photodynamische Reaktionen

Photodynamische Reaktionen benötigen ein lichtaktivierbares Pigment, welches seine Aktivierungsenergie auf den Sauerstoff übertragen kann und damit ROS generiert. P* stellt das aktivierte Pigment dar:

c) $P + \text{Licht} \rightarrow P^*$
$P^* + O_2 \rightarrow {}^1O_2 + P$

Reaktion c) repräsentiert eine photodynamische Reaktion, klassifiziert als photodynamische Reaktion Typ II. Diese Reaktion führt zur Bildung von Singulett-Sauerstoff, ${}^1O_2$.

Singulett-Sauerstoff ist im Gegensatz zum atmosphärischen Sauerstoff nicht der Spinregel unterworfen und reagiert mit zahlreichen organischen Molekülen (RH) sehr rasch. Dies gilt im besonderen für ungesättigte Fettsäuren, wobei Hydroperoxide entstehen:

d) $RH + {}^1O_2 \rightarrow ROOH$

Reaktion d) kann auch unter Beteiligung bestimmter Enzyme, der Lipoxygenasen, unter Verwendung von atmosphärischem Sauerstoff ablaufen.

ROOH kann seinerseits durch reduzierte Übergangsmetallionen, wie Fe^{2+} oder Cu^{+}, Semiquinone und andere Elektronendonatoren, reduziert werden, wobei Alkoxyl-(RO)-Radikale entstehen. Diese können weiterreagieren und Kettenreaktionen einleiten.

Die Übertragung physikalischer Anregungsenergie zwischen Molekülen wird als Exitontransfer bezeichnet. Exitontransfer von P* auf atmosphärischen Sauerstoff führt zum Singulettsauerstoff, $^1O_2$.

Photodynamische Reaktionen, die keinen Exitontransfer auf den Sauerstoff beinhalten, unterliegen häufig einer Ladungstrennung und werden photodynamische Reaktion Typ I genannt:

e) $P + \text{Licht} \rightarrow P^*$
$P^* \rightarrow {}_{+}P^{-}$ (Ladungstrennung)
${}_{+}P^{-} + O_2 \rightarrow {}_{+}P + O_2^{\cdot-}$ (Superoxidbildung)

Photodynamische Reaktionen spielen beim Sonnenbrand, bei der Kataraktbildung und bei der Phototherapie eine entscheidende Rolle. Für den Respirationstrakt sind sie hingegen (Dunkelheit) nicht von Bedeutung.

Reduktive Sauerstoffaktivierung:
Die Bildung primärer Sauerstoff-Radikale

In Gegenwart bestimmter Reduktionsmittel (E_1^-) mit ausreichender Affinität zum Sauerstoff und einem entsprechend negativen Redoxpotential (E_0 des Redoxpaares $O_2/O_2^{\cdot-} = -330$ mV) wird Superoxid aus atmosphärischem Sauerstoff gebildet:

f) $E_1^- + O_2 \rightarrow E_1 + O_2^{\cdot-}$ (Superoxidbildung)

Superoxid dismutiert bei neutralem pH in wäßrigen Medien mit einer Reaktionskonstante von $k = 2 \times 10^5$ (M^{-1} sec^{-1}), wobei Wasserstoffperoxid entsteht:

g) $O_2^{\cdot-} + O_2^{\cdot-} + 2\,H^+ \rightarrow H_2O_2 + O_2$ (Dismutation)

Wasserstoffperoxid reagiert monovalent zum extrem reaktiven OH-Radikal ab:

h) $H_2O_2 + E^- \rightarrow E^{\cdot} + OH^- + OH^{\cdot}$

E^- steht in vielen Fällen für Eisenionen (d. h. Fe^{2+}, wobei Fe^{3+} entsteht); man nennt diese Reaktion „Fenton“-Reaktion. Zusammen mit der Reaktion von

Superoxid mit Fe^{3+} (wobei Sauerstoff und Fe^{2+} entstehen) spricht man von der „Haber-Weiss"-Reaktion.

$OH^{\cdot}$ hat ein sehr positives Redoxpotential (nahe + 2V) und eine Lebenszeit von etwa 1 µsec. Deshalb reagiert es in unmittelbarer Nähe zu seinem Bildungsort („site specific oxidative damage") und ist damit die reaktive bzw. destruktive Sauerstoffspezies schlechthin. Es stellt das Hauptangriffsziel vieler Antioxidantien dar. Wegen seiner kinetischen und thermodynamischen Eigenschaften steht es nicht unter enzymatischer Kontrolle und reagiert mit Proteinen, Kohlenhydraten, Fetten und Nucleinsäuren, je nach Entstehungsort.

Deshalb sollten zwei wichtige, bereits angedeutete Erkenntnisse, streng auseinandergehalten werden:

1. Es gibt Sauerstoffaktivierungen unter Bildung von Produkten, die u.a. der Steuerung des intermediären Metabolismus, der Induktion von Immunantworten und Resistenz- oder Toleranzreaktionen dienen und damit in den zellulären, aeroben Regulationsmetabolismus eingreifen (s. oben). Diese Prozesse sind unter metabolischer Kontrolle. Ein Entgleisen unter Gewebeschädigung ist selten, Symptome (die aber weiterhin unter Kontrolle sind!) wie Farbänderungen, Schwellungen, Schmerzen u.a. treten jedoch auf und können einen drohenden Verlust der Kontrolle andeuten und damit medizinischen Handlungsbedarf signalisieren. Man könnte diese Symptome als einen Teil biologischer Regelmechanismen verstehen. Das Anschwellen eines Gewebes unter Rötung ist ein antioxidativer Regelmechanismus: Die zur Schwellung führende Extravasation von Blutplasma schwemmt Serumalbumin mit aus, welches ein ausgezeichnetes Antioxidans ist, mit „freien" Radikalen reagiert und damit das betroffene Gewebe „teilsaniert".
2. Es gibt Sauerstoffaktivierungen, die zu Produkten ($OH^{\cdot}$, ONOOH, HOCl) führen, die sich der metabolischen Kontrolle (z. B. durch antioxidative Enzyme, Serumalbumin u.a. Scavenger) entziehen und deshalb durch die zellulären Detoxifizierungsmechanismen nur schwer oder gar nicht faßbar sind. Sie führen zu Zell- und Gewebezerstörungen.

Zur Kategorie 1) gehören Superoxid, Wasserstoffperoxid, organische Peroxide (Leukotrien- und Prostaglandinvorläufer) und vor allem das Stickstoffmonoxid als EDRF („endothelium-derived relaxation factor“). Des weiteren kennt man in diesem Zusammenhang Enzymprotein-gebundene Tyrosinradikale, die für den Reaktionsmechanismus obligatorische Intermediärprodukte während bestimmter Enzymkatalysen darstellen.

Biologie der Bildung von ROS und antioxidative Therapien

Zu der oben genannten zweiten „destruktiven“ Kategorie gehören im wesentlichen Reaktionen, die diffusionskontrolliert streng ortsspezifisch aus „Lösungsmittelkäfigen“ (Pryor und Squadrito 1995; Elstner et al. 1987) heraus ablaufen. Sie beschränken sich auf subzelluläre Bereiche von wenigen Nanometern. Bei diesen Reaktionen sind Aktivierung und Destruktion quasi ortsgleich („site-specific“) und entziehen sich somit aus zweierlei Gründen:

- wegen ihrer Reaktionsgeschwindigkeit und
- wegen ihrer lokalen Beschränkung (d. h. äußerst kurzen Diffusionsstrecken).

Die durch Kategorie-2-Moleküle ausgelösten molekularen Primärschäden können nur über Reparaturmechanismen (d. h. einen induzierten Ersatzstoffwechsel) wieder ins Lot gebracht werden. Die aerobe Zelle (und damit auch das aerobe Organ und der aerobe Organismus als übergeordnete Funktionseinheiten) hat dafür keine spezifischen Mechanismen entwickeln können. Dies ist schon allein von der Chemie her aus den oben genannten Gründen gar nicht möglich: Wenn Moleküle oder Atome mit anderen Molekülen oder Atomen in diffusionskontrollierten Reaktionen, also schneller als $k = 10^8\ M^{-1}sec^{-1}$, reagieren – und dies tut das $OH^{\cdot}$ – dann ist keine Enzymkatalyse möglich, da diese auch nicht schneller ablaufen kann als es die freie Diffusion der Reaktionspartner in der entsprechenden Umgebung (aktives Enzymzentrum) erlaubt. Um diesen Reaktionen gegenzusteuern, können es wiederum aus reaktionskinetischen Gründen nur kleine Moleküle sein, die in „Kamikaze“-Manier, also „selbstaufopfernd“, in die oxidative „Schadenslücke“ springen. Sie können unter Ein-Elektronenabgabe, d. h. unter Oxidation, diese primär oxidative Schadenssetzung korrigieren und damit auch die als Folgereaktionen auftretenden, visuellen oder spürbaren Gewebeschäden verhindern. Diese werden in der Medizin dann kumulativ als oxidative Schäden eingestuft, obgleich ihre Auslösung ein singuläres Geschehen ist und die symptomprägenden Folgereaktionen nichts mehr mit der primären Oxidation zu tun haben müssen. Die Zytotoxizität ist dann letztendlich auf sekundäre, oxidativ geschädigte Metaboliten oder Stoffgruppen (Lipide, Kohlenhydrate, Proteine, RNA, DNA) zurückzuführen. Solche „Kamikaze"-Moleküle sind u. a. zahlreiche Phenolderivate wie z. B. Flavonoide, Terpenoide oder Coumarine und ihre zahlreichen Abkömmlinge.

Auch das Vitamin E ist solch ein Kandidat: Es kann nach Ein-Elektronenabgabe jedoch wieder von der Ascorbinsäure (Vitamin C) oder dem Ubichinol „repariert" werden. Aus diesem Grund spricht man hier von einer „Hackordnung" der Antioxidantien (Buettner 1993): Es gibt solche, die in vorderster Front die „Drecksarbeit" leisten und dabei zugrunde gehen, d. h. oxidativ metabolisiert werden. Coumarine und Flavonoide gehören dazu. Dann gibt es welche, die ebenfalls in vorderster Linie „kämpfen", aber über Vitamin C-Vitamin E und damit letztendlich über den zellulären Redoxpool auf Kosten von NAD(P)H re-reduziert werden. Andere sind streng hydrophile Breitbandspezialisten und reagieren mit zahlreichen reaktiven Sauerstoffspezies. Dazu gehört ebenfalls das Vitamin C. Andere funktionieren nur in hydrophoben Bereichen und brechen Kettenreaktionen der Fettsäureperoxidation ab, wie z. B. das Vitamin E oder Carotinoide. Natürliche Antioxidantien wie die erwähnten wirken kumulativ, sind in ihren Reaktionsmechanismen aber exakt charakterisierbar.

Man weiß heute, daß nur stark elektropositive Oxidantien wie das $OH^{\cdot}$ oder unter bestimmten Bedingungen (bei saurem pH unter 4,8) auch das Hydroperoxylradikal ($HO_2^{\cdot}$) Lipidperoxidationen und damit Membranschädigungen auslösen können, wenn sie in unmittelbarer Nähe dieser Membranen aktiviert werden.

Welche zellulären Reaktionen kommen als Produzenten stark elektropositiv reagierender Substanzen wie dem $OH^{\cdot}$-Radikal in Frage? Die wichtigsten sollen in Tabelle 2 kurz aufgelistet werden.

Bei den ersten beiden Reaktionen (bzw. Quellen) ist unbedingt eine Übergangsmetallkatalyse erforderlich, bei Reaktion 4 und 5 offensichtlich nicht. Dies hat wiederum beachtliche Konsequenzen für die Beurteilung von Orten und Wahrscheinlichkeiten der $OH^{\cdot}$-Bildung.

Tabelle 2. Möglichkeiten der Bildung von ROS

Reaktion, Quelle	Literaturstellen
1. Xanthinoxidasereaktion	Elstner 1993 (S.138 f.)
2. Aktivierte Leukozyten	Elstner 1993 (S.157 f.)
3. NAD(P)H-Oxidasen in Gefäßzellen	Pagano et al. 1995
4. Zerfall von Peroxynitrit	Pryor und Squadrito 1995
5. Reaktion von Hypochlorit mit Superoxid	Candeias et al. 1993

Die Problematik der oxidativen Belastung des Bronchialsystems

Im Bronchialsystem können folgende Initiatoren zur verstärkten Bildung von ROS führen (vgl. Elstner 1996):

- Reizgase wie SO_2, Ozon, Abgaskondensate und Stickoxide;
- luftgetragene Partikel wie Mineralfasern, Ruß, Pollen und andere Aerosole;
- infektiöse Agentien wie Bakterien oder Viren.

Ein besonders sensibler Bereich der Lunge gegenüber oxidativer Belastung sind die Lungenbläschen oder Alveolen. An der Wand der Alveolen findet der Gasaustausch statt. Da der Gasaustausch durch Diffusion und nicht durch aktive Gewebeleistung vor sich geht, wird der Austausch um so besser sein, je dünner die Trennwand zwischen Blut und Atemluft ist. Deshalb sind die Wände der Alveolen hauchdünn ausgezogen. Die Wand der Lungenbläschen besteht aus einem Oberflächenepithel, aus Bindegewebe mit retikulären, kollagenen und elastischen Fasern und dem Kapillarnetz. Die Basalmembran der Kapillare verschmilzt zum Teil mit der Basalmembran der Epithelzellen. Die Dicke der „Blut-Luft-Schranke" beträgt nur etwa 2,2 µm. Das Oberflächenepithel der Alveolen weist zwei Zellformen auf:

- die Alveolarepithelzelle Typ I (Cellula respiratoria) und
- die Alveolarepithelzelle Typ II (Cellula magna).

Die Typ-I-Zellen sind sehr flach und dienen dem Gasaustausch. Diese Zellen sind sehr anfällig für eine Schädigung. Die Typ-II-Zellen, die etwa 3 % der

Alveolaroberfläche einnehmen, sezernieren „Surfactant". Sie sind fähig zu proliferieren und sich im Falle einer Schädigung der Alveolen zu Typ-I-Zellen zu differenzieren.

Der Alveolarraum ist auf der Luft-zugewandten Seite mit dem sog. Surfactant ausgekleidet. Es besteht zu 90 % aus Lipiden, der Rest hauptsächlich aus Proteinen. Mehr als 85 % der Lipide sind Phospholipide. Die physiologische Rolle dieser Lipide besteht in der Herabsetzung der Oberflächenspannung zur Stabilisierung der Alveolen.

Reizgase und Abgaskondensate können direkt mit der „Auskleidung" des Bronchialtraktes, dem Respirationsepithel, oder mit dem Surfactant bzw. den Alveolarepithelzellen reagieren. Partikel wirken hier indirekt über die Aktivierung von Alveolarmakrophagen bzw. neutrophilen oder eosinophilen Phagozyten.

Im Folgenden werden wichtige Erkrankungen der Lunge, bei denen reaktive Sauerstoffspezies beteiligt sind, vorgestellt.

Chronisch obstruktive Lungenkrankheit (COL)

Die COL stellt gegenwärtig die häufigste chronische Erkrankung der Bronchien und Lunge dar. Bei der COL sind chronische Bronchitis und Emphysem in wechselnder Kombination vorhanden.

Chronische Bronchitis

Die chronische Bronchitis ist die häufigste obstruktive Erkrankung. Bei jedem zweiten Raucher und bei jedem sechsten Nichtraucher ist mit dem Vorliegen einer chronischen Bronchitis zu rechnen. Sie ist eine der häufigsten Ursachen temporärer Arbeitsunfähigkeit, aber auch vorzeitiger Invalidität (Netter 1982). Sie ist charakterisiert durch

- starke Schleimproduktion in den Atemwegen und
- chronische oder praktisch täglich rezidivierende Schleimproduktion, d. h. mit Auswurf einhergehendem Husten, der während mindestens 3 Monaten im Jahr besteht (MRC-Definition).

Die Krankheit kann durch alle Faktoren ausgelöst werden, die die Schleimhaut schädigen, damit den Reinigungsmechanismus (Flimmerepithel) beeinträchtigen und zu einer Überproduktion von Schleim führen, die wiederum den chronischen Husten hervorruft. Als endobronchiale Ursachen eines beeinträchtigten Reinigungsmechanismus kommen Bronchospasmen, Schleimhautschwellungen und Hypersekretion von Schleim in Frage. Exobronchial können die Bronchien durch Elastizitätsverlust des Lungenparenchyms nicht mehr genügend offen gehalten werden.

Neben dem Husten und Auswurf steht die Atemnot im Vordergrund der Symptomatik bei der chronisch obstruktiven Bronchitis. Da die Ausatmung ständig gegen einen erhöhten Widerstand erfolgen muß, ist die Atemarbeit erhöht.

Emphysem

Ein pathologischer Zustand, bei dem neben einer Überblähung auch noch strukturelle Veränderungen der Lunge vorliegen (Verlust der elastischen Fasern, Schwund der Alveolarsepten, Reduktion des Kapillarbettes), wird als Lungenemphysem bezeichnet. Eine erhebliche Vermehrung des intrathorakalen Gasvolumens bei normalen oder nur geringfügig erhöhten Strömungswiderständen in den Atemwegen sind Charakteristika eines Emphysems. Das obstruktive Lungenemphysem ist ein typischer Endzustand der chronischen Bronchitis (Mutschler 1986). Die Entwicklung eines Raucheremphysems wird im Zusammenhang mit der Desaktivierung von α_1-Antitrypsin (α_1-AT) gesehen, welche als Antielastase wirkt und damit die Elastaseaktivität im Lungengewebe blockiert. Als Mechanismus der α_1-AT-Inaktivierung gilt die Oxidation eines Methioninrestes zum Sulfoxid im α_1-AT durch das Radikal NO_2, welches im Zigarettenrauch in hohen Konzentrationen enthalten ist. ***In einem Zigarettenrauch-„Lungenzug" mißt man über 10 Millionen freie Radikale!***

Nach Desaktivierung der α_1-AT kommt es zum Elastase-bedingten Abbau des Lungengewebes (s. Elstner 1990), der in der Entstehung eines Emphysems gipfelt.

Hauptwege der Bildung pathologischer Oxidantien

Im folgenden sollen die humanphysiologischen Hauptwege zur Bildung von $OH^{\cdot}$-Äquivalenten kurz vorgestellt und diskutiert werden.

Das Xanthinoxidasesystem

Die Xanthinoxidase (XOD, E.C.1.2.3.2.) liegt in Endothelzellen vermutlich nur als Xanthindehydrogenase (XDH, welche Hypoxanthin, Xanthin oder bestimmte Aldehyde oxidiert und NAD reduziert) vor und wird unter bestimmten Streßbedingungen in Xanthinoxidase umgewandelt. Die XOD reduziert mit den gleichen Elektronendonatoren Sauerstoff zum Superoxid und zu Wasserstoffperoxid. Durch Verunreinigungen mit – oder den bewußten Zusatz von – Eisenionen entstehen starke Oxidantien, die sehr gut und empfindlich nachgewiesen werden können. XOD gelangt im Blutstrom, so z. B. aus hypoxisch-reperfundierter Leber, in entfernte Bereiche und kann so die Permeabilität von Alveolar-Kapillarmembranen ändern (vgl. auch Elstner 1990, S. 382 f.; Hippeli und Elstner 1997).

Die Aktivität der XOD wird durch andere Moleküle in ihrer unmittelbaren Umgebung beeinflußt, wodurch sich je nach Umständen sehr unterschiedliche Situationen ergeben: In der Anwesenheit des Eisentransportmoleküls Ferritin und Catecholaminen wird die Bildung von $OH^{\cdot}$ stark stimuliert. Stickstoffmonoxid (NO) kann wiederum XOD (vermutlich über die direkte Bindung an Sulfhydrylzentren) inhibieren.

Auch die Aldehydoxidase (E.C. 1.2.3.1, nahe verwandt zur XOD, vgl. Elstner 1990, S.177-178) kann in Anwesenheit von Eisenionen und dem intrazellulär ubiquitären Adenosindiphosphat (ADP) Oxidantien vom OH-Radikal-Typ generieren, wobei Lipidperoxidation ausgelöst und damit der Grundstein zur zellulären Nekrotisierung gelegt wird. Nach der Oxidation von Ethanol durch die Alkoholdehydrogenase ist dieser Prozeß somit direkt an den Alkoholismus gekoppelt.

Dieses Beispiel zeigt besonders deutlich, daß die Koppelung mehrerer bzw. mindestens zweier Prozesse essentiell ist, um eine manifeste Gewebeschädigung zu erzielen. Von Bedeutung sind:

- ein primärer Auslöser, hier Ethanol (oben: Catecholamine);
- die (reduktive) Freisetzung von Eisen aus seinen Trägermolekülen.

Die Umwandlung von XDH zu XOD und die Freisetzung von Eisen aus Transferrin kann auch durch bakterielle Proteasen nach bakterieller Infektion erfolgen. Über solche oder ähnliche Prozesse erklärt man die Schädigung von Endothelien nach Infektionen mit *Pseudomonas aeruginosa* (s. unten und im Anhang).

Aktivierte Leukozyten (vgl. Elstner 1990; 1993)

Aktivierte Zellen (in der Lunge vor allem Alveolarmakrophagen und neutrophile bzw. eosinophile Granulozyten) sind ein Kennzeichen jedes Entzündungsprozesses (s. oben).

Die in Tabelle 2 angeführten Mechanismen 2 bis 5 der Bildung von ROS entsprechen Möglichkeiten, die sowohl im plasmatischen Raum als auch in den Membranen von aktivierten Leukozyten ablaufen können. Für die Katalyse der $OH^{\cdot}$-Bildung sind wiederum primäre und sekundäre Enzymkatalysen nötig, wobei sowohl NAD(P)H-Oxidasekomplexe als auch Peroxidasen für die Bereitstellung der Ausgangsprodukte für die $OH^{\cdot}$-Bildung verantwortlich sind.

Die NAD(P)H-Oxidasen in der Zellmembran von Leukozyten bilden Superoxid und Wasserstoffperoxid. Die Bildung von $OH^{\cdot}$ ist ein nachgeschalteter Prozeß, der von einer Eisenkatalyse abhängt (Haber-Weiss-Reaktion), wobei das Eisen im wesentlichen reduktiv aus Transportproteinen herausgelöst wird. Allerdings kann auch exogen in die Lunge eingetragenes Eisen biologisch aktiv sein, wie im Fall von übergangsmetallhaltigen Asbestfasern (vor allem Blauasbest). „Unverdauliche" Blauasbestfasern, die aufgrund ihrer geometrischen Abmessung bis in den Alveolarraum vordringen, bewirken dort eine Daueraktivierung von Phagozyten, wobei sie als immobilisierte Katalysatoren die Bildung von Hydroxylradikalen über eine Fenton- oder Haber-Weiss-Reaktion ermöglichen (Weitzman und Graceffa 1984; Halliwell und Gutteridge 1984; Elstner et al. 1986).

Ein anderes Prinzip besteht aus der enzymatischen Umsetzung von Haliden (X^-) mit Wasserstoffperoxid zu Hypohaliden (OX^-).

Die Myeloperoxidase (MPO) der Neutrophilen setzt mit Wasserstoffperoxid das Chloridion zu unterchloriger Säure um, während die Eosinophilen-Peroxidase (EPO) eine analoge Reaktion mit Bromid katalysiert; beide

Enzym-Typen können auch das Pseudohalid, Rhodanid (SCN^-), als Substrat verwenden.

Die wesentlichste Reaktion ist die Bildung der aggressiven unterchlorigen Säure nach der Formel:

i) $H_2O_2 + Cl^- \rightarrow HOCl + OH^-$

Unterchlorige Säure kann wiederum mit Superoxid oder Fe^{2+} zum OH-Radikal konvertiert werden (Candeias et al. 1993).

Eine weitere Möglichkeit der Entstehung von $OH^\cdot$ ist der Zerfall von Peroxynitrit, welches aus NO und Superoxid entsteht:

k) $NO + O_2^{\cdot -} \rightarrow ONOO^-$

Angeregte Leukozyten produzieren sowohl NO (welches ein freies Radikal ist und eigentlich $NO^\cdot$ geschrieben werden sollte, genauso wie das Stickstoffdioxid, $NO_2^\cdot$), als auch Superoxid. Durch Hemmstoffexperimente und Modelle wurde gezeigt, daß nur in der Anwesenheit beider Radikale und durch ihre Interaktion Endothelzellen geschädigt werden (Lit. in Hippeli und Elstner 1997). Das starke Oxidans, welches aus $ONOO^-$ in leicht saurem Milieu (pK_a, app für ONOOH = 6,8) entsteht, wird mit dem $OH^\cdot$ gleichgesetzt (Pryor und Squadrito 1995):

l) $ONOOH \rightarrow \{ONO^\cdot\ ^\cdot OH\} \rightarrow NO_2^\cdot + OH^\cdot$

Auch wenn die Menge des nach diesem Schema produzierten $OH^\cdot$ gering sein mag (man schätzt eine Ausbeute von ca. 1–4 % $OH^\cdot$), so ist es wiederum die „site-specificity" des „Käfigs" $\{ONO^\cdot\ ^\cdot OH\}$, aus dem austretendes $OH^\cdot$ in unmittelbarer Nähe des Bildungsortes reagiert. Je nach Bildungsort und chemischer Zusammensetzung der unmittelbaren Umgebung kann somit der „Käfig" mehr oder weniger toxisch wirken. So erklärt sich auch warum in manchen Modellen, in welchen Sauerstoffradikale gebildet werden (aktivierte Leukozyten, Xanthinoxidase u.a.), das NO toxizitätsverstärkend ist, in anderen jedoch fast als Antioxidans oder Schutzstoff angesehen wird. Wenn Haber-Weiss- (bzw. Fenton-Typ) -Reaktionen ablaufen, so könnte man sich NO als Antioxidans denken, da es $O_2^{\cdot -}$ bindet und somit dieser Reaktionskette entzieht.

Es gibt jedoch noch zwei weitere Mechanismen, die über reaktive Sauerstoffspezies, aber nicht OH-Radikal-abhängig, zu einer Verstärkung der vaskulären Pathogenese oder der Neurotoxizität führen:

- die nicht-enzymkatalysierte Bildung der neuartigen und vasokonstriktorischen F2-Isoprostane aus Arachidonsäure (AA). Ca. 10 % aller ungesättigten Fettsäuren im LDL sind AA! F2-Isoprostane werden durch ONOOH aus AA gebildet, ein Vorgang, der mit einer oxidativen Modifikation von LDL einhergeht und damit zu atherogenen Prozessen führt.
- die Superoxiddismutase-katalysierte Bildung hochreaktiver Nitreniumionen ($O = N^+ = O$) aus Peroxynitrit nach:

m) $ONOO^{-\cdots} SOD\text{-}Cu^{2+} \rightarrow SOD\text{-}Cu^{1+}O^{-\cdot\cdot}O = N^+ = O.$

Nitreniumionen können z. B. Tyrosinreste nitrieren. Diese Reaktion steht direkt in Konkurrenz zur Tyrosinphosphorylierung innerhalb zentraler Signaltransduktionen und bewirkt dadurch gravierende Störungen elementarer Regulationsfunkionen (Proteinkinasen!).

Interaktionen von ROS mit Komponenten des Respirationstraktes

Sowohl das Surfactant als auch Epithelzellen reagieren mit diversen ROS aus verschiedenen exogenen (Spurengase, Zigarettenrauch) als auch endogenen (aktivierte Phagozyten) Quellen. Dabei werden immunologische Eigenschaften verändert (Wright et al. 1994; Pison et al. 1994). Bei allergeninduzierten Überempfindlichkeiten wird u.a. über die Erhöhung der Eosinophilen vermehrt Superoxid produziert (Liberman et al. 1995), welches direkt oder indirekt über die Störung der mikrosomalen Calcium-Homöostase für Verengungen der Atemwege verantwortlich zu sein scheint (Menshikova et al. 1995). Dieser Reaktionsweg schließt vermutlich das potente Calciumionophor LTB4 mit ein, welches als Chemoattraktans wirkt (Weissman et al. 1984). Ein Botenstoff für die Auslösung von morphologischen Veränderungen wie z. B. Verdickungen der glatten Muskelfaser-Zellagen scheint das H_2O_2 zu sein, welches die mitogen-aktivierte Proteinkinase (MAP-Kinase)-Aktivität induziert (Abe et al. 1994).

Bei Patienten mit zystischer Fibrose beobachtet man eine Freisetzung des redoxaktiven 1-Hydroxyphenazins aus *Pseudomonas aeroginosa*. Diese Verbindung löst im Zusammenspiel mit aktivierten Neutrophilen (vermutlich über eine reduktive Eisenfreisetzung) eine „Fenton"-Chemie aus, welche ihrerseits für die Manifestation von Krankheitssymptomen verantwortlich gemacht wird (Muller 1995).

Diese wenigen Literaturberichte mögen ausreichen, um zu dokumentieren, daß ROS im Atemwegsbereich auf eine sehr komplexe Art oxidative Schäden hervorrufen. Man hat neben zellulären antioxidativ wirkenden Enzymen wie SOD, Katalase, GSH-POD, GSH-S-Transferase (Duan et al. 1993) besonders in der Nähe von Typ-I-Kollagen auch die sog. „extrazelluläre SOD" (EC-SOD) gefunden (Oury et al. 1994). Trotzdem scheint bei bestimmten Erkrankungen das Schutzsystem überfordert zu sein. Deshalb wurde vorgeschlagen, Radikalfänger (Barnes 1990) oder generell Antioxidantien (Bors et al. 1992) in der Therapie einzusetzen.

Wie oben schon angedeutet, verursachen Infektionen mit *Pseudomonas aeruginosa* akute und chronische Lungeninfektionen bis hin zur zystischen Fibrose. Die Arbeitsgruppe um Britigan (Britigan et al. 1997) berichtete über den molekularen Mechanismus der Schädigung menschlicher Lungenepithelzellen (LEZ). *Pseudomonas aeruginosa* synthetisiert den Eisenchelator Pyochelin (ein Siderophor, das aus Salicylsäure und Cystein aufgebaut ist) und Pyocyanin, ein redoxzyklisierendes Phenazinderivat. Beide Verbindungen werden ausgeschieden und führen in Kooperation mit aktivierten Leukozyten zu einer Schädigung der LEZ. Auch mit H_2O_2 und Ferripyochelin (dem eisenbeladenen Pyochelin) gelingt als Quasi-Fenton-System eine vergleichbare Schädigung der Lungenepithelzellen. Pyocyanin als Redoxzyklisierer ist chemisch verwandt mit den Sauerstoffaktivatoren und Zellgiften, Paraquat und Lucigenin (s. Anhang).

Diese Ergebnisse belegen zweifelsfrei, daß die bei bakteriell bedingten Bronchial- und Lungenerkrankungen beobachteten Schäden an Epithelzellen über aktivierte Leukozyten und eine „Fenton"-Chemie ausgelöst werden.

Wie wir zeigen können (s. unten), greift Myrtol standardisiert in diese Prozesse ein: Die Fenton-Reaktion wird gehemmt und aktivierte Granulozyten werden inaktiviert.

Untersuchungen mit etherischen Ölen

In-vitro-Modelle

Veränderungen von Biomolekülen durch nachgestellte Reaktionen im Reagenzglas erlauben eine Simulation der chemisch-physiologischen Situation nach oxidativem Streß.

In-vitro-Testsysteme sind geeignet, um toxikologische Folgeerscheinungen von aktivierten Sauerstoffspezies, die an fast allen pathologischen Vorgängen – seien sie pflanzlicher oder tierischer bzw. menschlicher Natur – beteiligt sind, abzuschätzen. Im Rahmen von Untersuchungen zur Problematik von umweltbelastenden Verbindungen haben sich diese Modellreaktionen für Asbestfasern (Elstner et al. 1986) und Rußpartikel (Vogl und Elstner 1989; Hippeli und Elstner 1989) oder für Abgaskondensate von Otto- und Dieselmotoren mit und ohne Katalysator (Blaurock et al. 1992) allein und in Kombination mit anderen Luftschadstoffen (wie z. B. SO_2; s. Hippeli et al. 1994) als eine sinnvolle Ergänzung zu den üblichen toxikologischen Untersuchungen erwiesen.

Mit solchen Modellreaktionen lassen sich auch pathologische Situationen simulieren, um die potentielle Wirksamkeit von Arzneimitteln zu überprüfen bzw. ihre möglichen Wirkmechanismen festzulegen.

Für die Untersuchung antioxidativer Eigenschaften von etherischen Ölen wurden folgende Testsysteme herangezogen:

- ***Das Fenton-System:*** In diesem System werden OH-Radikale durch die Reaktion von Wasserstoffperoxid mit Fe^{2+} generiert. Als Indikatormolekül dient das Methioninderivat α-Keto-γ-Methiol-Buttersäure (KMB). Durch Anwesenheit starker Oxidantien vom $OH^{\cdot}$-Typ wird KMB fragmentiert, wobei als ein Bruchstück das Gas Ethen entsteht, welches recht empfindlich (im pmolaren Bereich) gaschromatographisch detektiert werden kann. Eine Abnahme der Ethenbildung in Anwesenheit der Öle deutet auf eine Abreaktion mit dem OH-Radikal hin.
- ***Peroxynitrit (ONOOH) bzw. die Interaktion von Superoxid mit NO:*** Das Molekül 3-Morpholinosydnonimin (SIN-1) setzt in wäßriger Lösung gleichzeitig Superoxid und NO frei, die zu Peroxynitrit weiterreagieren. Auch Peroxynitrit kann KMB spalten, wodurch es ebenfalls gaschromatographisch quantifizierbar ist. Wie im Fenton-System ist eine Abnahme der

Ethenbildung in Anwesenheit der Öle mit einer Entgiftung von Peroxynitrit gleichzusetzen.

- ***Aktivierte Leukozyten im Vollblut:*** Wir haben ein Testsystem vorgestellt (v. Krüdener et al. 1995), welches es ermöglicht, den „respiratory burst" getrennt vom Degranulationsgeschehen im Vollblut zu studieren. Neutrophile Granulozyten werden mit opsonisiertem Zymosan im Vollblut stimuliert. Den „burst" (Bildung von Superoxid und Wasserstoffperoxid) aktivierter neutrophiler Granulozyten kann man nun mit Hilfe des Indikators KMB bestimmen, der zusammen mit Fe^{3+} in das Vollblut gegeben wird. Durch die Produkte des „respiratory bursts" und die Anwesenheit von Fe^{3+} kann eine Haber-Weiss-Reaktion stattfinden; die gebildeten OH-Radikale reagieren unter Ethenfreisetzung mit KMB. Bei der Degranulation wird u.a. das Enzym Myeloperoxidase (MPO) in das extrazelluläre Medium sezerniert. Myeloperoxidase katalysiert, wie schon erläutert, die Bildung von unterchloriger Säure, die ihrerseits mit dem Indikatormolekül 1-Amino-Cyclopropan-1-Carbonsäure (ACC) unter Freisetzung von Ethen weiterreagiert, d. h. auch die unterchlorige Säure kann gaschromatographisch detektiert werden. ACC wird durch Fenton-Typ-Oxidantien nicht gespalten, wodurch eine Differenzierung zwischen „respiratory burst" und Degranulation möglich ist. Eine Hemmung der Ethenbildung aus KMB und/oder ACC in Anwesenheit der Öle läßt Rückschlüsse auf eine Beeinflussung wichtiger Funktionen neutrophiler Granulozyten ziehen.

Myrtol standardisiert und andere etherische Öle (s. unten) wurden als wasserunlösliche Substanzen entweder in Serumalbumin-Lösung oder in nachgebildetem „Surfactant" (genaue Zusammensetzung s. Hippeli et al. 1997) emulgiert und in bestimmten Konzentrationen (Angabe erfolgt in Volumen-% pro Ansatz) in die Testsysteme eingesetzt.

Ergebnisse

Die Fenton-Reaktion

Die etherischen Öle Myrtol standardisiert, Myrtenöl und Eukalyptusöl sind in der Lage, mit sehr starken Oxidantien vom Typ des OH-Radikals zu reagieren (Abb. 1). 70 % der im Fenton-System generierten Oxidantien werden

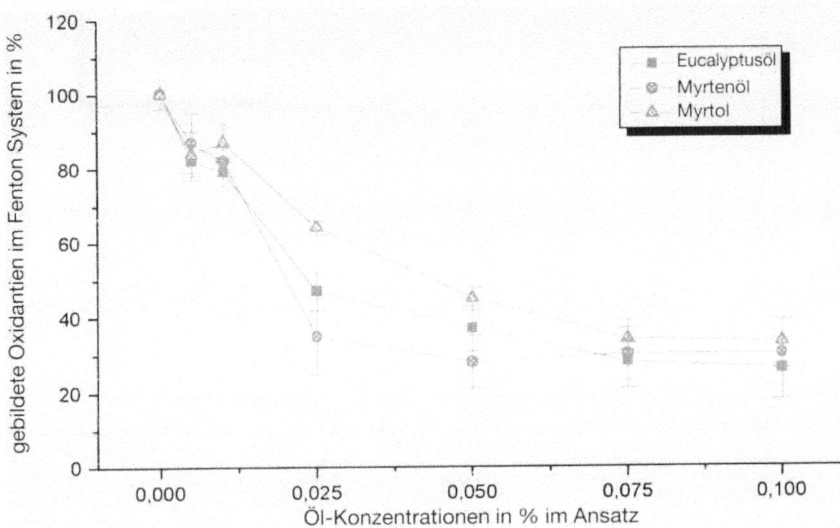

Abb. 1. Beeinflussung der Fenton-Reaktion in Gegenwart etherischer Öle

von nur 0,075 % Öl im Ansatz abgefangen. In dieser Modellreaktion zeigen sich keine deutlichen Unterschiede zwischen den verwendeten Ölen.

Die Interaktion von etherischen Ölen mit SIN-1

Auch die durch SIN-1 gebildeten Oxidantien können durch die etherischen Öle Myrtol standardisiert, Myrten- und Eukalyptusöl entgiftet werden, wobei alle drei Öle bis zu einer Konzentration von 0,5 % im Ansatz die gleiche Reaktivität aufweisen (Abb. 2). Erst bei 1 % Öl im Ansatz werden Unterschiede in der antioxidativen Kapazität der Öle sichtbar.

Beeinflussung des „respiratory bursts" neutrophiler Granulozyten im Vollblut

In Anwesenheit aller drei Öle ist eine Abnahme der im „respiratory burst" generierten Oxidantien festzustellen (Abb. 3), allerdings unterscheiden sich die Öle erheblich in ihrer Reaktivität.

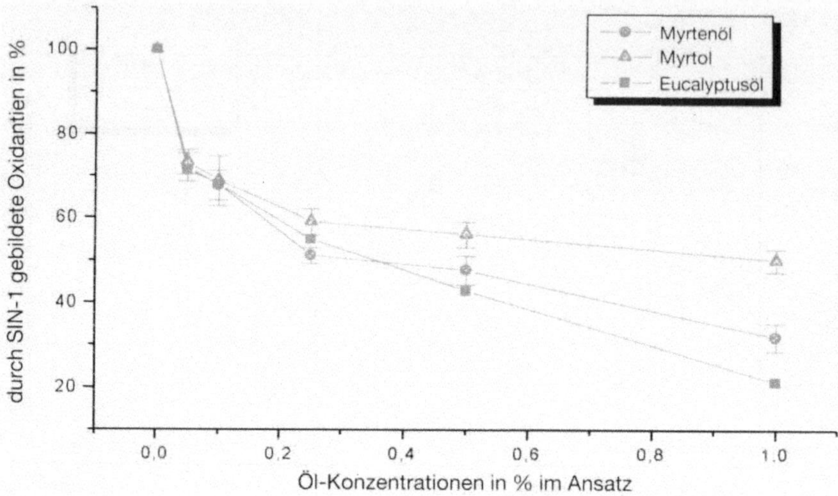

Abb. 2. Interaktion von etherischen Ölen mit Oxidantien, die durch SIN-1 generiert werden

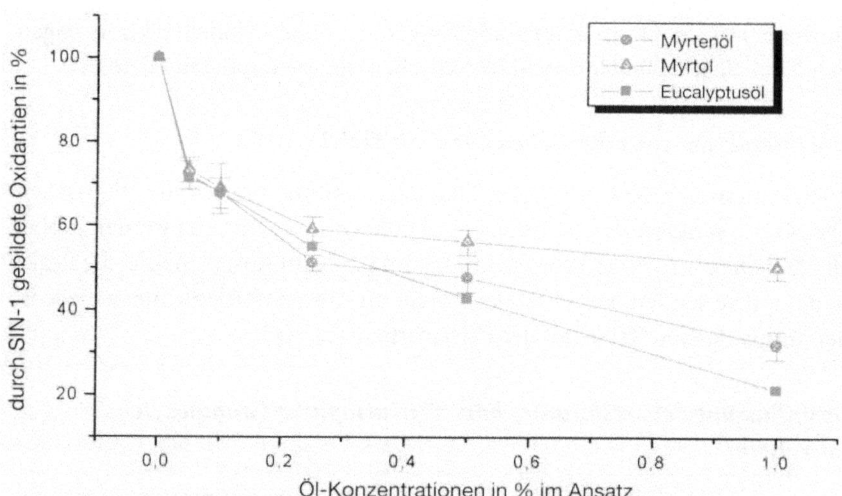
Myrtenöl
Myrtol
Eucalyptusöl
durch SIN-1 gebildete Oxidantien in %
100
80
60
40
20
0,0
0,2
0,4
0,6
0,8
1,0
Öl-Konzentrationen in % im Ansatz

Abb. 3. Bildung von Oxidantien durch den respiratory burst aktivierter neutrophiler Granulozyten in Anwesenheit etherischer Öle

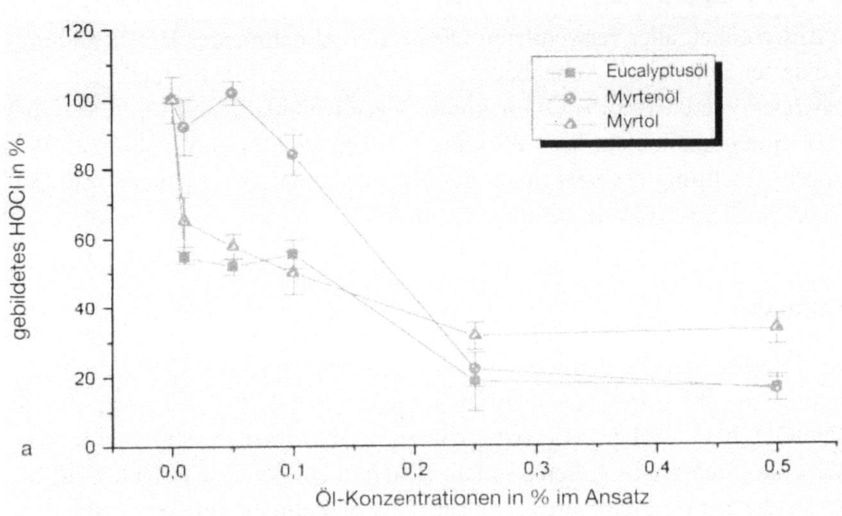

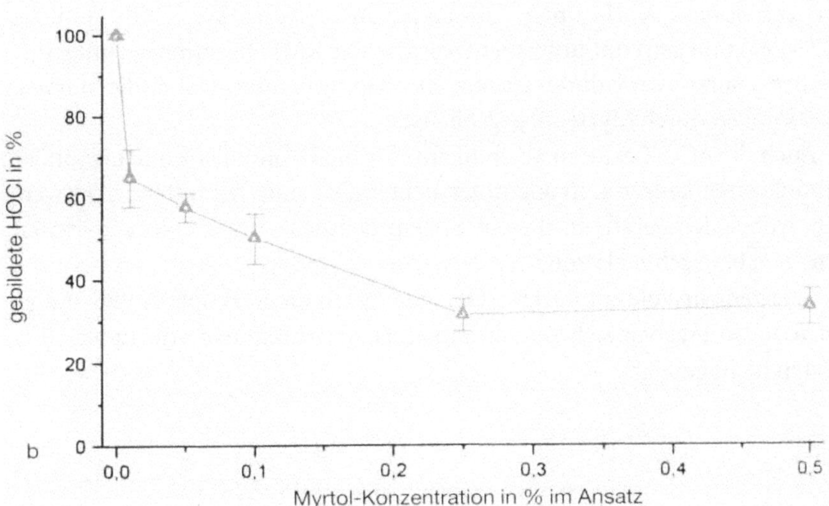

Abb. 4a, b. Bildung von HOCl durch aktivierte Leukozyten in Anwesenheit etherischer Öle

Beeinflussung der Degranulation neutrophiler Granulozyten im Vollblut

In Anwesenheit aller verwendeten Öle ist eine Abnahme der HOCl-Bildung aktivierter Leukozyten zu beobachten, wobei insbesondere im niedrigen Dosisbereich von 0,01–0,1% Öl im Ansatz Myrtol standardisiert und Eukalyptusöl eine erheblich stärkere Wirkung besitzen als Myrtenöl (Abb. 4a). Bei Einzelbetrachtung der Reaktivität des Myrtol standardisiert läßt sich ein I50 bei 0,1 % Öl im Ansatz bestimmen (Abb. 4b).

Diskussion

Die untersuchten Öle hemmen konzentrationsabhängig die KMB-Fragmentierung sowohl durch das Fenton-Reagenz (Fe^{2+}-H_2O_2) als auch durch ONOOH bzw. SIN-1. Mit schwächeren ROS wie dem Superoxid oder Wasserstoffperoxid reagieren sie nicht (Daten nicht gezeigt). Auch beeinflussen sie die Xanthinoxidasereaktion selbst nicht, denn es wird kein Effekt auf die Bildung von NO bzw. NO_2 aus Hydroxylamin gemessen (Daten nicht gezeigt).

Zymosan-aktivierte Leukozyten im Vollblut fragmentieren (nach Zusatz von Fe^{3+}-Ionen) KMB, ohne Fe^{3+}-Zusatz ACC, wobei die KMB- und die ACC-Reaktion getrennt untersucht werden. Die KMB-Reaktion als Indikator für den „burst“ wird durch Zusatz aller Öle gehemmt, wobei die stärkste Wirksamkeit durch Myrtenöl gegeben ist.

Auch die ACC-Reaktion als Indikator für die Degranulation neutrophiler Granulozyten kann durch alle untersuchten Öle zum Teil unterdrückt werden, wobei sich gerade in diesem System deutliche Unterschiede zwischen den Ölen beobachten lassen.

Ersetzen wir Vollblut durch HOCl und lassen die Reaktion in PBS-Puffer ablaufen, so ergeben sich nur minimale Hemmreaktionen von unter 10 % (Daten nicht gezeigt).

Fazit

Wir können zusammenfassend die Aussagen machen, daß die etherischen Öle Myrtol standardisiert, Myrtenöl und Eukalyptusöl in Entzündungsprozesse eingreifen, indem sie die aggressivsten Sauerstoffspezies vom $OH^{\cdot}$-Typ abfangen und die Leukozytenaktivierung drosseln. Damit werden oxidative Zellschädigungen korrigiert, wie sie z. B. durch *Pseudomonas aeruginosa* hervorgerufen werden.

Literatur

1. Abe MK, Chao TS, Solway J, Rosner MR, Hershenson MB (1994) Hydrogen peroxide stimulates mitogen-activated protein kinase in bovine tracheal myocytes: implication for human airway disease. Am J Resp Cell-Mol Biol 11: 577–585
2. Barnes PJ (1990) Reactive oxygen species and airway inflammation. Free Radic Biol Med 9: 235–243
3. Blaurock B, Hippeli S, Metz N, Elstner EF (1992) Oxidative destruction of biomolecules by gasoline engine exhaust products and detoxifying effects of the three-way catalytic converter. Arch Toxicol 66: 681–687
4. Bors W, Saran M, Elstner EF (1992) Screening for plant antioxidants. In: Linskens HF, Jackson JF (eds) Modern methods of plant analysis-new series, vol.13, Plant Toxin Analysis. Spinger Verlag, Heidelberg Berlin New York, pp 277–295
5. Britigan BE, Rasmussen GT, Cox CD (1997) Augmentation of oxidant injury to human pulmonary epithelial cells by Pseudomonas aeruginosa siderophore pyochelin. Infection and Immunity 65: 1071–1076
6. Buettner G (1993) The pecking order of free radicals and antioxidants: lipid peroxidation, α-tocopherol and ascorbate. Arch Biochem Biophys 300: 535–543
7. Candeias LP, Patel KB, Stratford MRL, Wardman P (1993) Free hydroxyl radicals are formed on reaction between the neutrophil-derived species superoxide ion and hypochlorous acid. FEBS Lett 333: 151–153
8. Duan X, Buckpitt AR, Plopper CG (1993) Variation in antioxidant enzyme activities in anatomic subcompartments within rat and rhesus monkey lung. Toxicol Appl Pharmacol 123: 73–82
9. Elstner EF (1990) Der Sauerstoff – Biochemie, Biologie, Medizin. BI-Wissenschaftsverlag, Mannheim
10. Elstner EF (1993) Sauerstoffabhängige Erkrankungen und Therapien. BI-Wissenschaftsverlag, Mannheim
11. Elstner EF (1996) Ozon in der Troposphäre. Bildung Eigenschaften Wirkungen. Akademie für Technikfolgenabschätzung in Baden-Württemberg (ed) Bereich Diskurs und Öffentlichkeitsarbeit, Industriestraße 5, 70565 Stuttgart
12. Elstner EF, Bors W, Wilmanns W (1987) Reaktive Sauerstoffspezies in der Medizin – Grundlagen und Klinik. Springer Verlag, Heidelberg Berlin New York

13. Elstner EF, Schütz W, Vogl G (1986) Enhancement of enzyme-catalyzed production of reactive oxygen species by suspensions of crocidolite asbestos fibres. Free Rad Res Comms 1(6): 355–359
14. Halliwell B, Gutteridge JMC (1984) Oxygen free radicals and iron in relation to biology and medicine. Arch Biochem Biophys 246: 3620–3624
15. Hippeli S, Blaurock B, v. Preen A, Elstner EF (1994) Oxidant effects derived by Automobile Exhaust Products. In: Nohl H, Esterbauer H, Rice-Evans C (eds) Free radicals in the environment, medicine and toxicology. Richelieu Press, London, pp 375-392
16. Hippeli S, Dornisch K, Kaiser S, Dräger U, Elstner EF (1997) Biological durability and oxidative potential of a stonewool mineral fibre compared to crocidolite asbestos fibres. Arch Toxicol 71: 532–535
17. Hippeli S, Elstner EF (1997) OH-Radical-Type reactive oxygen species: a short review on the mechanisms of OH-radical- and peroxynitrite-toxicity. Z Naturforsch 52c: 555–563
18. Hippeli SC, Elstner EF (1989) Diesel soot-catalyzed production of reactive oxygen species: Cooperative effects with bisultite. Z Naturforsch 44c: 514–523
19. Krüdener von S, Schempp H, Elstner EF (1995) Gas chromatographic differentiation between myeloperoxidase activity and Fenton oxidants. Free Rad Biol Med 19: 141–146
20. Liberman H, Mariassy AT, Sorace D, Suster S, Abraham WM (1995) Morphometric estimation of superoxide formation in allergen-induced airway hyperresponsiveness. Lab Invest 72: 348–354
21. Menshikova EV, Ritov VB, Shevdova AA, Elsayed N, Karol MH, Kagan VE (1995). Pulmonary microsomes contain a Ca^{2+}-transport system sensitive to oxidative stress. Biochem Biophys Acta 1228: 165–174
22. Muller M (1995) Scavenging of neutrophil-derived superoxide anion by 1-hydroxyphenazine, a phenazine derivative associated with chronic Pseudomonas aeroginosa infection: relevance to cystic fibrosis. Biochem Biophys Acta 1272: 185–189
23. Mutschler E (ed) (1986) Arzneimittelwirkungen. Wissenschaftliche Verlagsgesellschaft, Stuttgart
24. Netter FH (1982) Atmungsorgane. Endres P (ed), Georg Thieme Verlag, Stuttgart.
25. Nolte D (ed) (1989) Asthma. Urban und Schwarzenberg, München Wien Baltimore
26. Oury TD, Chang LJ, Marklund SL, Day RJ, Crapo JD (1994) Immunocytochemical localization of extracellular superoxide dismutase in human lung. Lab Invest 70: 889–898
27. Pagano PJ, Ito Y, Tornheim K, Gallop PM, Tauber AI, Cohen RA (1995) A NADPH oxidase superoxide-generating system in the rabbit aorta. Am J Physiol 268: H2274–80

28. Pison U, Max M, Neuendank A,Weissbach S, Pietschman S (1994) Host defence capacities of pulmonary surfactant: evidence for ´non-surfactant´ functions of the surfactant system. Eur J Clin Invest 24: 586–599
29. Pryor WA, Squadrito GL (1995) The chemistry of peroxynitrite: a product from the reaction of nitric oxide and superoxide. Am J Physiol 268: L699–L722
30. Roitt IM (ed) (1984) Leitfaden der Immunologie. Steinkopff Verlag, Darmstadt
31. Sies H (ed) (1985; 1991). Oxidative Stress – Oxidants and Antioxidants. Academic Press, London
32. Vogl G, Elstner EF (1989) Diesel soot particles catalyze the production of oxyradicals. Toxicol Lett 47: 17–21
33. Weissman G, Serhan C, Korchask HM, Smolen JE (1984) Mechanisms of mediator release from neutrophils. Adv Exp Med Biol 172: 527–552
34. Weitzman SA, Graceffa P (1984) Asbestos catalyzes hydroxyl and superoxide radical generation from hydrogen peroxide. Arch Biochem Biophys 228: 267–274
35. Wright DT, Cohn LA, Fischer B, Li CM, Adler KB (1994) Interactions of oxygen radicals with airway epithelium. Environ Health Perspect 102 (Suppl 10): 85–90

Anhang

Toxin-bedingte Schädigung von Lungenepithelzellen: *Pseudomonas aeruginosa* synthetisiert Pyocyanin und Pyochelin

P. aeruginosa verursacht chronische und akute Lungenerkrankungen. Zur Sättigung seines Eisenbedarfs synthetisiert *P. aeruginosa* ***Pyocyanin*** (PYO^+) und ***Pyochelin*** (PYCH). Eisensequestrierung und Zelltoxizität basieren auf dem gleichen Mechanismus:

1. PYO^+ wird enzymatisch oder chemisch reduziert:

$$PYO^+ + NADH \xrightarrow{(kat.)} PYO + NAD^+$$

2. PYO autoxidiert unter Superoxidbildung, welches zum H_2O_2 dismutiert:

$$PYO + O_2 \rightarrow PYO^+ + O_2^{\cdot -}$$
$$2O_2^{\cdot -} + 2H^+ \rightarrow H_2O_2 + O_2$$

3. Reduziertes PYO oder Superoxid setzen Fe^{2+} aus Ferritin (FER) frei, welches zum Fe^{3+} oxidiert (Coeruloplasmin, CP) und durch PYCH komplexiert wird:

$$O_2^{\cdot -} + FER\text{-}Fe^{3+} \rightarrow O_2 + Fe^{2+} + FER$$
$$Fe^{2+} \xrightarrow{CP} Fe^{3+}$$
$$Fe^{3+} + PYCH \rightarrow Fe^{3+}\text{-}PYCH$$

4. Reduziertes PYO oder Superoxid aus Leukozyten (aktiviert durch *P. aeruginosa*)reduzieren Fe^{3+}-PYCH zum Fe^{2+}-PYCH. Dieses ergibt mit H_2O_2 ein Fenton-Reagenz, welches Epithelzellen schädigt (gemessen als Freisetzung von ^{51}Cr aus prämarkierten Epithelzellen):

$$Fe^{2+}\text{-}PYCH + H_2O_2 \rightarrow Fe^{3+}\text{-}PYCH + OH^{\cdot} + OH^-$$
$$OH^{\cdot}\ \{Epithelzellen\text{-}^{51}Cr\} \rightarrow Epithelzellen_{(tot)} + {}^{51}Cr$$

(nach Britigan et al. (1997) Infection and Immunity 65: 1071–1076)

Stellenwert der Mukusclearance für das Bronchialsystem – Pathophysiologie und therapeutische Ansätze

Ernst M. App

Einleitung

Die Schleimhaut des Respirationstraktes steht unmittelbar mit der Umwelt in Kontakt. Zur Abwehr exogener Noxen stehen physikalische, zelluläre und biochemische Mechanismen zur Verfügung. Physikalische Abwehrmechanismen (Mukusclearance) werden über Mukussekretion und den Mukustransport gesteuert.

Der aus Becherzellen und submukösen Drüsen sezernierte respiratorische Mukus bedeckt das Epithel der Atemwege und wird mittels ziliärer Aktivität oder Atemfluß (Hustenstoß) in Richtung Larynx transportiert. Unter physiologischen Bedingungen eliminiert das Ziliensystem der Atemwege den respiratorischen Mukus. Die Hustenclearance stellt hierbei zusätzlich zur mukoziliären Clearance einen weiteren oder auch kompensatorischen, sekundären Clearancemechanismus dar, wenn das ziliäre System überlastet oder ineffektiv ist.

Darüber hinaus zeigen die biophysikalischen Mukuswerte bei unterschiedlichen Lungenerkrankungen markante Unterschiede (Braga und Allegra 1989; Zahm et al. 1991), die zum Teil durch die zugrundeliegenden pathophysiologischen Ursachen zu erklären sind. Die Mukusrigidität (log G*) ist bei Mukoviszidose (CF) am höchsten (Charman und Reid 1972; App 1996) und bei primärer, ziliärer Dyskinesie (PZD) am niedrigsten. Die gemessenen biophysikalischen Mukuseigenschaften bei PZD zeigen im Vergleich zu einem Normalkollektiv gesunder Nichtraucher eine niedrigere Mukusrigidität (log G*), ein stark erhöhtes Viskositäts-/Elastizitäts-Verhältnis (tan δ – visköser Mukus) und einen dadurch bedingten sehr hohen Hustenclearanceindex (Effektivität). Diese rheologischen Eigenschaften bedingen eine äußerst günstige biophysikalische Konstellation für eine effektive Hustenclearance. Die effektive Hustenclearance der PZD-Patienten begründet, ganz im Gegensatz zu Patienten mit Mukoviszidose, ihre nahezu normale Lebenserwartung. Bei CF-Patienten wird angenommen, daß die erhöhte Mukusrigidität teilweise durch die insuffiziente Chloridsekretion auf das Epithel sowie kompensatorisch exzessive Natriumreabsorption vom respiratorischen Epithel verursacht wird. Hieraus resultiert ein Wasserverlust der Atemwege, der zum einen die mukoziliäre Clearance, jedoch zum anderen ganz entscheidend die Hustenclearance dieser Patienten reduziert.

Mukus ist ein viskoelastisches Gel, das aus Wasser und hochmolekularen, vernetzten Glykoproteinen besteht und außerdem Proteine, Lipide, Nukleinsäuren sowie Zellbestandteile enthält. Der respiratorische Mukus ist ein komplexes viskoelastisches Gel, das zu 90 bis 95 % aus Wasser besteht und zu 1 bis 2 % Muzine (Glykoproteine) enthält. Muzine kommen im Mukus in unterschiedlicher Größe (3 bis 7 MDa) vor und haben eine außergewöhnliche Molekularstruktur, die sich von anderen Mukusbestandteilen und anderen Glykoproteinen unterscheidet. Unter normalen, physiologischen Bedingungen sind im Mukus auch ca. 1 % Proteine, Lipide und niedermolekulare Ionen enthalten. Im Mukus bei Infektion ist dieser Anteil, durch Freisetzung von Zellinhaltsstoffen bei Zelluntergang von vor allem DNA aus den Zellkernen und F-Aktin vom Zellskelett, um das 3- bis 4fache erhöht (Boat et al. 1976). Die physikalischen Eigenschaften des Mukus (Viskosität und Elastizität) werden vornehmlich unter normalen, physiologischen Bedingungen durch seinen Muzingehalt und Muzinzusammensetzung bestimmt (primäres Netzwerk) (Litt et al. 1974). Muzine bestehen aus einem Polypeptidkernstück, das Serin, Threonin und Prolin enthält und mit einer Vielzahl von Oligosaccharinseitenketten über O-Glykosidbrücken und N-Acetylgalaktosamine mit dem Kernstück verbunden sind (Roussel et al. 1978). Diese intramolekularen Verbindungen bilden zusammen mit einer Reihe von weiteren intermolekularen Bindungen, vergleichbar mit einem Gel, eine netzartige Struktur, welche die Viskosität und Elastizität des Mukus bedingt. In diesem Sinn ist ein Gel eine ideale Lösung, wobei die darin enthaltenen Makromoleküle durch zumindest eine Verbindung je Molekül miteinander zu sehr großen Aggregaten vernetzt sind. Diese makromolekulare primäre Vernetzung des respiratorischen Mukus wird durch folgende Verbindungen hergestellt:

- kovalente Bindungen (Disulfidbrücken; S-S),
- hydrogene Verbindungen (Hydroxylgruppen),
- ionische Verbindungen (zwischen sulfierten Zuckergruppen und Aminogruppen),
- Van-der-Waalsche-Kräfte (Anziehung zwischen benachbarten Molekülen)
- physikalische Verwicklungen (mechanisches Umschlingen von benachbarten Polypeptidketten).

Alle diese Verbindungen tragen unter normalen, physiologischen Mukusbedingungen zur primären Vernetzungsstruktur des Mukus bei und können daher für eine Mukolytikatherapie gespalten werden.

Ein weiteres pathophysiologisches, sekundäres Netzwerk wird bei Infektion durch aus dem Zellkern freigesetzte DNA-Moleküle sowie F-Aktin-Moleküle vom Zellskelett aufgebaut, das durch Interaktion mit den normalerweise im Mukus vorkommenden Glykoproteinen des primären Netzwerkes ein hochvisköses Bronchialsekret ausbildet. Je höher der DNA-Gehalt des Mukus, desto höher seine Zähigkeit (Viskoelastizität) und daraus resultierend niedriger seine Clearance aus den Atemwegen.

Die Clearance aus den Atemwegen wird durch die biochemisch-physikalischen Eigenschaften der serösen, periziliären Flüssigkeit zwischen den Zilien des respiratorischen Epithels, der Funktion (Schlagfrequenz) der Zilien sowie durch die Interaktionen zwischen Mukus und Luftströmung und/oder Mukus und Zilien, nicht zuletzt aber auch ganz entscheidend durch die physikalisch-rheologischen Eigenschaften des Mukusgels selbst beeinflußt. Rheologische Analysen des Mukus dienen der Charakterisierung seiner Fließfähigkeit sowie Verformbarkeit. Die Meßergebnisse dieser rheologischen Analysen sind für sich selbst jedoch wenig aussagekräftig, wenn sie nicht in den Kontext zur Mukusclearance gestellt werden können. Wir haben daher in den vergangenen Jahren Indexformeln erarbeitet, mit denen die gemessenen und analysierten Bronchialsekrete mit hoher Zuverlässigkeit ihren tatsächlichen Mukusclearancewerten für mukoziliäre Clearance (M.C.I.) und Hustenclearance (C.C.I.) zugeordnet werden können (App und King 1990; King 1979; King et al. 1985; App et al. 1993). Auf diese Weise müssen Patienten zur Therapieeinstellung oder Änderung nicht mehr mit zeitraubenden und zum Teil invasiven Untersuchungsmethoden zur Bestimmung ihrer jeweiligen, tatsächlichen Clearance belastet werden.

Der Wirkmechanismus reduzierender Substanzen wie N-Acetyl-cystein (NAC) beruht auf der Spaltung von Disulfidbrücken (S-S) an Mukoglykoproteinen, die durch ihren Vernetzungsgrad (Verbindungsdichte) die viskoelastischen Eigenschaften des Bronchialsekretes (Mukus) bedingen (Braga und Allegra 1989). Die Spaltung dieser Disulfidbrücken bewirkt dabei eine Verminderung der Vernetzungsdichte, reduziert die Viskoelastizität des Mukus und verbessert auf diese Weise die Mukusclearance aus den Atemwegen der Patienten (King 1987), was letztlich die Verweildauer der Sekrete in den Atemwegen reduziert und somit die Frequenz und Dauer von Bronchialinfektionen vermindert.

Sehr wenig ist jedoch über die Wirksamkeit und Effektivität von flüchtigen Substanzen wie ätherischen Ölen (Myrtol standardisiert) bekannt.

Das ätherische Öl Myrtol standardisiert hat die Hauptinhaltsstoffe 1,8-Cineol (47,0 %), δ-Limonen (35,4 %) und α-Pinen (15,8 %). Weitere Inhaltsstoffe sind u.a. β-Pinen, Myrcen, γ-Terpinen und para-Cymen. Sein Wassergehalt beträgt weniger als 0,1 %.

In Deutschland sind Gelomyrtol® (120 mg Myrtol standardisiert) und Gelomyrtol® forte (300 mg Myrtol standardisiert) zugelassen zur Behandlung der akuten und chronischen Sinusitis sowie der akuten und chronischen Bronchitis.

Sputen von Patienten mit chronischer Bronchitis, Asthma bronchiale und Mukoviszidose sind sehr unterschiedlich bezüglich ihrer Mischung von Sulfomuzinen, Sialomuzinen, Zucker, Proteinen und Lipiden. Darüber hinaus sind der Elektrolytgehalt des Mukus, sein Wassergehalt und schließlich sein inflammatorischer Zustand bei diesen unterschiedlichen Lungenerkrankungen sehr verschieden.

Dieser unterschiedliche Ausgangspunkt begründete daher die Notwendigkeit, die Aktivität von Gelomyrtol® forte (das Myrtol standardisiert als wirksamen Bestandteil beinhaltet) in Sputen dieser verschiedenen Erkrankungen zu untersuchen. Das heutige Verständnis geht davon aus, daß Patienten mit chronischer Bronchitis die Hauptzielgruppe für eine Mukolytikatherapie sind. Dieses ist zwar von einem rein quantitativen Gesichtspunkt gegeben, zutreffend. Jedoch stellt das Sputum von CF-Patienten die höchste Herausforderung dar.

Der Zweck unserer Untersuchungen war es, die physikalisch-rheologischen Eigenschaften von Patientensputen (chronischer Bronchitis, Asthma bronchiale und Mukoviszidose) in einem für diese Erkrankungen relativ stabilen Gesundheitszustand zu untersuchen. Anschließend wurde der therapeutische Einfluß von Myrtol standardisiert (1/1), Myrtol standardisiert (1/10) und Myrtol standardisiert (1/100) und ihrem Carrier Miglyol 812 sowie die Zeitabhängigkeit dieser Wirkung analysiert.

Methodik

Physikalisch-rheologische Mukusanalysen

Ein Teil der von uns verwendeten Methoden zur rheologischen Analyse und Bestimmung von mukoziliärer Clearance und Hustenclearance werden im folgenden Methodenteil kurz vorgestellt und Zusammenhänge zwischen Mukusrheologie und Mukusclearance aufgezeigt.

Die magnetische Mikrorheometer-Technik

Der magnetische Mikrorheometer erlaubt die Untersuchung von sehr kleinen Mukusproben. Ein Stahlkügelchen (10–100 µm) wird in eine 1 bis 5 µl große Mukusprobe eingebracht und mittels eines externen Elektromagneten mit bestimmten Frequenzen zum Schwingen gebracht. Die Amplitude des Ausschlages der Kugel und seine Phasenverschiebung relativ zur treibenden Kraft (oszillierendes Magnetfeld) werden verwendet (Abb. 1), um die Viskoelastizität des Mukus zu bestimmen (Lutz et al. 1973; King 1988). Der magnetische Mikrorheometer arbeitet sehr gut mit Mikrolitermengen von Mukus, tatsächlich sogar besser als mit größeren Mengen, da er von einem optischen Detektorsystem abhängt und Mukus nur halbdurchlässig für Licht ist.

Der magnetische Mikrorheometer ist sehr wahrscheinlich unempfindlich gegenüber der Anwesenheit von Surfaktant in einer Probe, da die rheologische Sonde (Stahlkügelchen), ganz im Gegensatz zu allen anderen derzeitig verfügbaren Meßverfahren, vollständig in der Mukusprobe liegt und nur den Eigenschaften der Hauptbestandteile im Inneren einer Probe ausgesetzt ist. Wie bei allen mikrorheologischen Analyseverfahren sollte man sich der von Natur

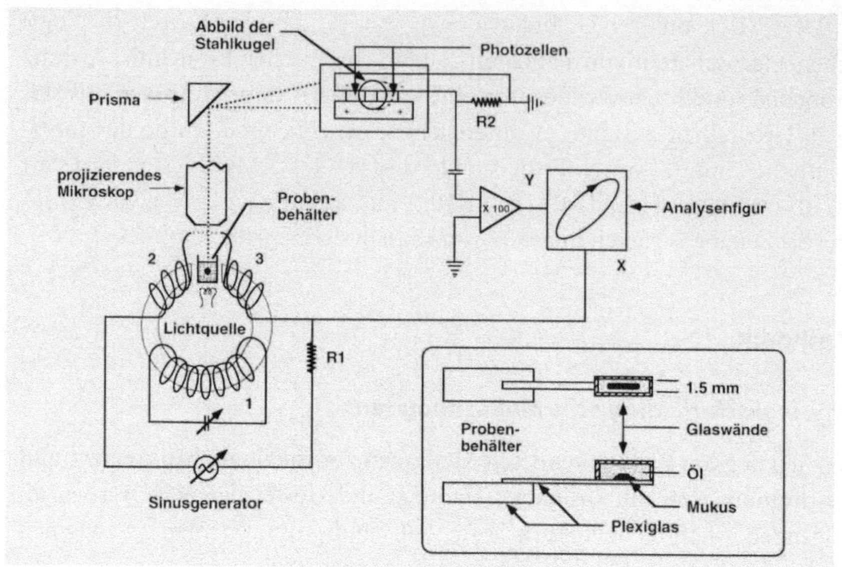

Abb. 1. Schematische Darstellung der magnetischen Mikrorheometer-Technik

aus heterogenen rheologischen Eigenschaften von Mukus bewußt sein. Wiederholte Messungen von Aliquots einer Probe sind daher generell notwendig.

Die gemessenen Parameter sind tan δ und log G*. In derselben Probe werden unter niedriger (1 rad/s) und hoher (100 rad/s) Analysenfrequenz Messungen vorgenommen (s. Methodenteil, Seite 36: Interaktionen zwischen Mukus-Rheologie und Clearance).

In-vitro-Austestung von Medikamenten

Nach der Analyse der Baseline-Bedingungen können je 10 µl (1:2,5 Verdünnung) einer beliebigen Therapielösungen oder -kombination in den Probenbehälter des Meßsystemes direkt einpipettiert und der jeweilige Wirkmechanismus im Zeit-Wirkungs-Profil untersucht werden. Dabei können maximale Wirksamkeit und Kinetik detailliert quantifiziert und differenziert werden.

Filancemeter

Die Spinnbarkeit (Filance) ist die Eigenschaft des Mukus, unter großen Amplituden einer elastischen Verformung, Fäden zu bilden. Der Filancemeter mißt die Spinnbarkeit bei der Bildung von Fäden in Millimetern. Diese Messung kann an Mukusproben von 5 bis 20 µl erfolgen und wird mit einer Distraktionsgeschwindigkeit von 10 mm/s durchgeführt. Dazu wird Strom durch die Probe geleitet. Das elektrische Signal wird unterbrochen, sobald der ausgezogene Mukusfaden reißt (Zahm et al. 1986).

Die Meßwerte der Spinnbarkeit zeigten eine positive Korrelation zur mukoziliären Clearance am Froschgaumen (Puchelle et al. 1987) und eine negative zur Hustenclearance an der Hustensimulationsmaschine (King et al. 1989). Die Spinnbarkeitsmeßergebnisse korrelieren zwar mit keiner anderen, grundlegenden Methode der Viskoelastizitätsbestimmung, können jedoch aufgrund ihrer Beziehung zur ziliären Clearance und Hustenclearance eine wertvolle, zusätzliche Information liefern.

Methoden der Clearancebestimmung

Um die Meßergebnisse der Mukusrheologie in Perspektive zur Mukusclearance bewerten zu können, müssen geeignete Clearanceuntersuchungen durchgeführt werden. Methoden zur Bestimmung des Mukoziliartransportes reichen von direkter In-vitro-Beobachtung (z. B. am Froschgaumen) bis zu In-vivo-Indikatormethoden (z. B. Inhalation radioaktiver Partikel; Köhler et al. 1986; App et al. 1990a). Husten- oder Luftstromclearance kann sowohl mit mechanischen Modellen in vitro als auch mit geeigneten Indikatoren in vivo untersucht werden. Exemplarisch für die Bestimmung von beiden Clearanceformen werden Froschgaumen und Hustensimulationsmaschine vorgestellt.

Ex vivo ziliäre Transportfähigkeit: der Froschgaumenassay

Der Froschgaumen ist ein Mukus-sezernierendes, Zilien-tragendes Epithel. Der exzidierte Froschgaumen wird auf eine Gaze gelegt, welche mit modifizierter Froschringerlösung (2/3 Normalringer) getränkt ist, dicht mit einer Plastikfolie abgedeckt und für 12–18 Stunden in einem Kühlschrank bei

4–6 °C zur Erholung und Mukusentfernung aufbewahrt. Anschließend wird der Froschgaumen bei konstanter Temperatur und einer relativen Luftfeuchtigkeit zwischen 90 und 100 % in ein Gehäuse mit Glasabdeckung und Glasfront positioniert. Mit einem Stereomikroskop auf diesem Gehäuse wird dann der Froschgaumen fokussiert. Die Transportrate einer 2 bis 5 μl großen Mukusprobe wird mit einer Stoppuhr bestimmt. Die durchschnittliche Transportrate von drei konsekutiven Messungen einer Mukusprobe wird anschließend auf Basis der Transportraten von gesammeltem, froscheigenem Mukus normalisiert (App und King 1990; King et al. 1974; Spungin und Silberberg 1984) und als normalisierte Froschgaumen-Clearance-Raten (N.F.C.R.) dargestellt.

Darüber hinaus kann unter Verwendung eines Mukusstandards, Patientensputum oder von gesammeltem Froschmukus die Wirkung von Pharmaka untersucht werden, die unterschiedlich, entweder auf die epitheliale oder subepitheliale Seite des Froschgaumens, aufgebracht werden können. Diese Untersuchungsmethodik wurde vielfältig benutzt, um die mukuseigene Transportfähigkeit unabhängig von der systemimmanenten Ziliarfunktion zu bestimmen.

In vitro Husten-Transportfähigkeit: Hustensimulationsmaschine

Mit einer miniaturisierten Hustensimulationsmaschine kann die luftstromabhängige Klärfähigkeit einer Mukus- oder Sputumprobe bis zu einem Volumen von 50 μl bestimmt werden. Eine Modell-Plexiglastrachea mit rechteckigem Durchmesser (1,2 x 2 cm) wird an einen 8-Liter-Preßluftbehälter mit 8 PSI (ungefähr 50 kPa) angeschlossen, der etwa einen Fluß von 11 l/s (165 km/h) erzeugt, vergleichbar mit dem Spitzenfluß einer Fluß-Volumen-Kurve einer herkömmlichen Lungenfunktion (Spirometrie). Mit einem Zylinderspulenventil wird die Luft kontrolliert, die durch ein flußlimitierendes Element strömt, um das Luftstromverhalten eines natürlichen Hustenmanövers nachzuahmen. Eine sinusförmige Einengung (Länge 7,7 cm; Höhe 8 mm) dient dazu, den Atemwegsdurchmesser zu reduzieren und die Turbulenzen des Systems zu minimieren. Diese Einengung simuliert die funktionelle Bedeutung einer kurzstreckigen Stenose, Obstruktion oder eines Atemwegskollaps. Der lineare Luftspitzenfluß beträgt in dem nicht eingeengten

Teil der Hustenmaschine ca. 40 m/s (144 km/h) und in dem eingeengten Teil 120 m/s (432 km/h).

Der Mukustransport wird entweder nach einem einzelnen oder nach mehreren Hustenmanövern in Zentimetern gemessen (App et al. 1993; Agarwal et al. 1989; King et al. 1985). Verschiedene Aliquots derselben Sputumprobe werden für drei konsekutive Messungen verwendet und die Resultate gemittelt. Die Meßvariabilität bei verschiedenen Aliquots und bei wiederholten Messungen derselben Probe beträgt gewöhnlich weniger als 10 %.

In vivo Husten- und mukoziliäre Clearance mit Tc^{99m} markierten Erythrozyten

Patienteneigene Erythrozyten werden nach wiederholten Waschungen mit 0,9 % NaCl-Lösung mit Technetium (Tc^{99m}) radioaktiv markiert und anschließend mit Glutaraldehyd fixiert. Abschließende Waschungen mit 0,9 % NaCl-Lösung erzeugen eine inhalationsfertige Suspension mit radioaktiv markierten Erythrozyten. Diese Suspension wird mittels Düsenvernebler (Pari Standard) in ein Reservoir (1 Liter Gummibeutel) aerosolisiert. Dieses gebrauchsfertige Aerosol wird dann vom Patienten aus dem Reservoir über eine Helix (Spindel) inhaliert. Die Helix garantiert hierbei die Inhalation eines ausschließlich monodispersen Aerosols, da in der Helix alle Doublets und Multiplets (Verklebung von zwei oder mehr Erythrozyten aneinander) durch Zentrifugalkraft eliminiert werden. Das jetzt mit langsamen, inspiratorischen Vitalkapazitätsmanövern inhalierte, ausschließlich monodisperse Aerosol garantiert dadurch eine relativ homogene und reproduzierbare Deposition in der Lunge (Köhler et al. 1986; App et al. 1990).

Nach erfolgter initialer Depositionsaufnahme mittels Großfeld-Szintillationskamera wird über eine Stunde die ziliäre Elimination der markierten Erythrozyten aus der Lunge gemessen und als prozentuale Clearance im Bezug zum Ausgangswert dargestellt. Anschließend wird über 10 Minuten mit 5 standardisierten Hustenmanövern (FET oder Huffing) die Effektivität des Hustens wieder in Bezug auf die initial radioaktiv deponierte Menge in prozentualer Hustenclearance analysiert. Diese Messungen können unter Baseline-Bedingungen und/oder im Vergleich zu entsprechender Vormedikation zur Evaluierung ihrer Effektivität erfolgen.

International wird diese Art der Clearance-Bestimmung als Goldstandard angesehen, da nur hier ohne sonst notwendige Annahmen und Korrekturen die entsprechende Clearance direkt bestimmt werden kann.

Interaktionen zwischen Mukus-Rheologie und den verschiedenen Formen der Mukusclearance

Zilien schlagen mit einer Frequenz von 10 bis 20 Hz und einer Amplitude von 5 μm, woraus sich eine Mukus-Transportgeschwindigkeit in der Trachea von 0,5 bis 2 cm/min ergibt. Die Geschwindigkeit (Frequenz mal Amplitude) beim Husten ist jedoch etwa 100mal größer. Daher sind Meßergebnisse der Viskoelastizität von Mukus bei niedriger Frequenz (1 rad/s) geeignet zum Vergleich mit Messungen der mukoziliären Clearance, wohingegen Messungen bei hoher Frequenz (100 rad/s) sich besser für die Vorhersage der Effektivität einer Hustenclearance eignen (King 1987). Ein hohes tan δ (Verhältnis von Viskosität und Elastizität) bei hohen Frequenzen charakterisiert einen viskosen Mukus, der die Hustenclearance begünstigt. Ein niedriges tan δ bei niedriger Frequenz repräsentiert einen elastischen Mukus, der die ziliäre Clearance begünstigt. Ein hohes log G* (mechanische Impedanz) inhibiert beide Formen der Mukusclearance.

Aufgrund dieser Beziehungen können für jeden mit dem magnetischen Mikrorheometer bestimmten rheologischen Meßwert, zwei Parameter, M.C.I. („mucociliary clearability index“) und C.C.I. („cough clearability index“), aufgrund von umfangreichen In-vitro-Beziehungen aus Modellstudien (App und King 1990; King 1979; King et al. 1985; App et al. 1993) errechnet werden. Der M.C.I. gibt die Clearancefähigkeit dieser Sekrete unter normaler Ziliarfunktion wieder und wird aus log G* und tan δ bei einer Analysenfrequenz 1 rad/s aufgrund zahlreicher Froschgaumenexperimente errechnet, wohingegen der C.C.I. die Clearancefähigkeit dieser Sekrete in der Hustensimulationsmaschine (standardisiertes Hustenmanöver) wiedergibt, errechnet aus log G* und tan δ bei einer Analysenfrequenz von 100 rad/s. Beide Parameter korrelieren negativ mit log G*. M.C.I. korreliert auch negativ mit tan δ, wohingegen C.C.I. positiv mit diesem korreliert.

Die diesbezüglichen Formeln sind folgende:
a) $MCI = 1{,}62 - 0{,}22 \times \log G^*_{1} - 0{,}77 \times \tan \delta_{1}$
b) $CCI = 3{,}44 - 1.07 \times \log G^*_{100} + 0.89 \times \tan \delta_{100}$

Rheologie und ziliäre Clearance

Die viskoelastische Eigenschaft des Mukus ist einer der primären Determinanten der mukoziliären Clearance. Giordano und Mitarbeiter (1978) untersuchten die tracheale Mukusgeschwindigkeit bei Hunden mit einer trachealen Tasche (pouch) und fanden eine eindeutig negative Beziehung zwischen der trachealen Clearance-Rate in vivo und der Elastizität des in der Trachealtasche sezernierten Mukus. Zu vergleichbaren Ergebnissen führten Untersuchungen am Froschgaumen als Modell für ein zilientragendes Epithel, wonach die ziliäre Transportrate mit zunehmender Rigidität oder „Dickflüssigkeit" des Mukus (log G*) abnahm (King et al. 1989b). Das Verhältnis zwischen Viskosität und Elastizität (tan δ) ist ebenfalls eine bedeutsame Determinante für die mukoziliäre Transportrate und repräsentiert das Verhältnis von umgewandelter mechanischer Energie als Reibung pro Zyklus gegen jene, die als kinetische Energie gespeichert wird. Dies impliziert theoretisch, daß die Abnahme der Mukusgeschwindigkeit mit zunehmendem tan δ durch eine zunehmende Ableitung der Zilienenergie auf den Mukus verursacht wird.

Aufgrund dieser und anderer Untersuchungen scheint eine Reduktion von entweder der Elastizität oder des Viskositäts/Elastizitäts-Verhältnisses von Mukus die ziliäre Clearance zu verbessern. Dies trifft jedoch nur bis zu einem gewissen Maße zu. Die ziliäre Transportrate nimmt bei kontinuierlicher Reduktion der Mukuselastizität bis zu einem Maximum zu, um bei einer weiteren Reduktion wieder abzunehmen (Shih et al. 1977). Obgleich dieser Effekt bei Gesunden und intaktem Mukus bislang nicht nachweisbar war, zeigte sich dies sehr eindrucksvoll in pathologischem Humanmaterial (Puchelle et al. 1973) und unter tierexperimentellen Bedingungen (App et al. 1998).

Rheologie und Hustenclearance

Die Hustenclearance stellt die zweite Verteidigungslinie der Lunge dar, welche die Reinigung der Atemwege bei einer Überladung mit Mukus oder bei inadäquater mukoziliärer Clearance übernimmt.

Eine Untersuchung des viskosen Verhaltens von Mukus kann wesentlich zum Verständnis der Bedeutung des Hustens für die Clearance von Sekreten beitragen. Die geradezu explosionsartige Ausstoßung von Luft aus den Lungen vermittelt sehr hohe Scherkräfte auf den Mukus, der die Atemwege auskleidet. Wird Mukus einer hohen Scherkraft (Hustenstoß) ausgesetzt, dann fließt er mühelos vorwärts, da seine effektive Viskosität (mechanische Impedanz) unter diesen Bedingungen niedrig ist. Im Anschluß an den Husten fließt das Sekret nicht mehr zurück, da es nur noch der moderaten Scherkraft der Gravitation ausgesetzt ist. Seine effektive Viskosität ist hierbei noch hoch genug, obgleich sie nach einer Scherkraftverdünnung nicht mehr so hoch ist wie vor dem Hustenmanöver. In dieser Hinsicht ist tracheobronchialer Mukus mit gut konstruierter Farbe vergleichbar, die, wenn sie zügig gestrichen wird, gut fließt, wohingegen sie nach beendigtem Streichen an den Wänden kleben bleibt.

Die Phänomenologie der Beziehung zwischen Hustenclearance und Mukusrheologie wurden näher mittels Hustensimulator untersucht (King et al. 1985). Die Effektivität der Hustenclearance ist von der Mukusviskosität, Elastizität und Adhäsivität abhängig. Die Mukusviskosität (Fließwiderstand) ist hierbei die wichtigste Variable, welche die Hustenclearance beeinflußt. Die Elastizität kommt hierbei als sogenannter Recoil-Effekt ins Spiel. Eine hohe Spinnbarkeit (Filance) oder ein niedriges Viskositäts-/Elastizitäts-Verhältnis (tan δ) inhibieren die Hustenclearance ebenso wie eine hohe Adhäsivität oder Oberflächenspannung. Letztere unterdrückt die Mukus-Luftstrom-Interaktion, welche sich während eines Hustenmanövers als Wellenformation zeigt (King et al. 1989a). Zahm und Mitarbeiter konnten zeigen, daß die Mukus-Thixotropie oder Scherkraftverdünnung bedeutsam für die Beschreibung der Bewegung von Mukus bei wiederholten, raschen Hustenmanövern sowie bei hochfrequenter Oszillation ist (Zahm et al. 1991).

Da es einen optimalen Bereich für die viskoelastischen Eigenschaften von tracheobronchialem Mukus gibt und zudem aus klinischer Sicht oft genug die Notwendigkeit für eine Verbesserung der mukoziliären Clearance und/oder Hustenclearance besteht, sollte bei einem therapeutischen Ansatz, der die Mukusrheologie beeinflußt, der initiale viskoelastische Status des Mukus berücksichtigt werden und das Monitoring der viskoelastischen Eigenschaften des Mukus einen essentiellen Teil einer mukusmodifizierenden Therapie darstellen.

Ergebnisse

Mukusrheologische Unterschiede bei Bronchialerkrankungen (Asthma bronchiale, chronische Bronchitis, Mukoviszidose und primärer ziliärer Dyskinesie im Vergleich zu nichtrauchenden Normalpersonen)

Die biophysikalischen Mukuswerte zeigen sowohl für die Rheologie als auch für die verschiedenen Clearanceformen (Tabelle 1) bei unterschiedlichen Bronchialerkrankungen signifikante Unterschiede. Hier dargestellt sind Mittelwerte und Standardabweichung bei Patienten mit Asthma bronchiale (AST), chronischer Bronchitis (CBR), Mukoviszidose (Cystic Fibrosis = CF) und primärer ziliärer Dyskinesie (PZD) im Vergleich zu gesunden, nichtrauchenden Normalpersonen (N).

Mukus von Patienten mit Asthma ist vergleichbar mit dem von nichtrauchenden Normalpersonen mit einer Ausnahme, dem Hustenclearance-Index (C.C.I.), der nur 2/3 so effektiv ist aufgrund des reduzierten Viskositäts-/Elastizitäts-Verhältnisses (tan δ) bei hoher Frequenz (100 rad/s). Spiegeln diese Meßergebnisse die klinisch vielfach beobachtete Problematik des

Tabelle 1. Mukusrheologie und Clearance bei Patienten mit unterschiedlichen Bronchialerkrankungen wie chronischer Bronchitis (CBR), Asthma bronchiale (AST), Mukoviszidose („cystic fibrosis" = CF) und primärer ziliärer Dyskinesie (PZD) im Vergleich mit gesunden Normalpersonen (N). Mittelwerte mit geom. Standardabweichung (GSD)

Patient	log G*1 Rigidität	log G*100 Rigidität	tan δ 1 visk/elast	tan δ 100 visk/elast	M.C.I.	C.C.I. cm
AST	2,51 ± 0,31	2,88 ± 0,31	0,28 ± 0,07	0,62 ± 0,07	0,85 ± 0,09	0,91 ± 0,33
CBR	2,84 ± 0,44	3,19 ± 0,42	0,49 ± 0,09	0,74 ± 0,09	0,62 ± 0,13	0,69 ± 0,46
CF	3,10 ± 0,40	3,46 ± 0,36	0,48 ± 0,08	0,92 ± 0,09	0,57 ± 0,09	0,56 ± 0,42
PZD		1,93 ± 0,48		2,14 ± 0,29		3,27 ± 0,52
N	2,17 ± 0,18	2,56 ± 0,18	0,29 ± 0,16	0,93 ± 0,16	0,91 ± 0,12	1,52 ± 0,13

Asthmatikers wieder, seinen Schleim nicht abhusten zu können? Diese Problematik wurde bisher fast ausschließlich dem hyperreagiblen Bronchialsystem zugeschrieben. Gibt es eine weitere, bisher nicht erkannte pathophysiologische Ursache hierfür?
Mukus von Patienten mit chronischer Bronchitis nimmt eine Mittelstellung ein im Vergleich zu Mukus von Patienten mit Asthma und Mukoviszidose. Die Viskoelastizität (Rigidität = log G*) ist niedriger als bei Mukoviszidose und daher auch die entsprechende Clearance erkennbar besser.

Mukus von Patienten mit Mukoviszidose hat die höchste Viskoelastizität und daraus resultierend die schlechtesten Clearanceparameter aller untersuchten Patientensputen. Hierbei ist nicht der reduzierte mukoziliäre Clearance Index (M.C.I.) das führende Problem (63 % des Normalwertes), sondern vielmehr, wie nachfolgend für die In-vivo-Beziehung zwischen mukoziliärer Clearance und Hustenclearance bei CBR und CF dargestellt, der Hustenclearanceindex (C.C.I.), entsprechend nur 37 % des Normalwertes. Ganz im Gegensatz hierzu stehen Patienten mit primärer ziliärer Dyskinesie, deren Mukusrigidität selbst im Vergleich zu Normalpersonen noch um 25 % reduziert ist, bei gleichzeitig erhöhtem Viskoelastizitätsquotienten (230 % des Sollwertes). Die fehlende ziliäre Clearance dieser Patienten wird mit maximaler Effektivität der Hustenclearance (215 % des Normwertes) kompensiert. Die Hustenclearance bei Patienten mit PZD ist daher weit effektiver als bei gesunden Normalpersonen. Dieser Zusammenhang begründet auch die fast normale Lebenserwartung dieser Patienten trotz defekter mukoziliärer Clearance.

Mukoziliäre Clearance und Hustenclearance bei Patienten mit chronischer Bronchitis und Mukoviszidose im Vergleich

Die primäre Reinigung der Atemwege von inhalierten Schadstoffen wird durch eine effektive ziliäre Clearance, Interaktion zwischen Zilien und Mukus, bewerkstelligt. Ist diese gestört, übernimmt die Hustenclearance, Luftstrom-Mukus-Interaktion, als sekundäre Reinigungsfunktion diese Aufgabe. Bei Patienten mit chronischer Bronchitis funktioniert dieser sekundäre Mechanismus entsprechend, wie in Abbildung 2a zu sehen ist. Bei Patienten mit guter mukoziliärer Clearance ist die Hustenclearance nur gering. Ganz

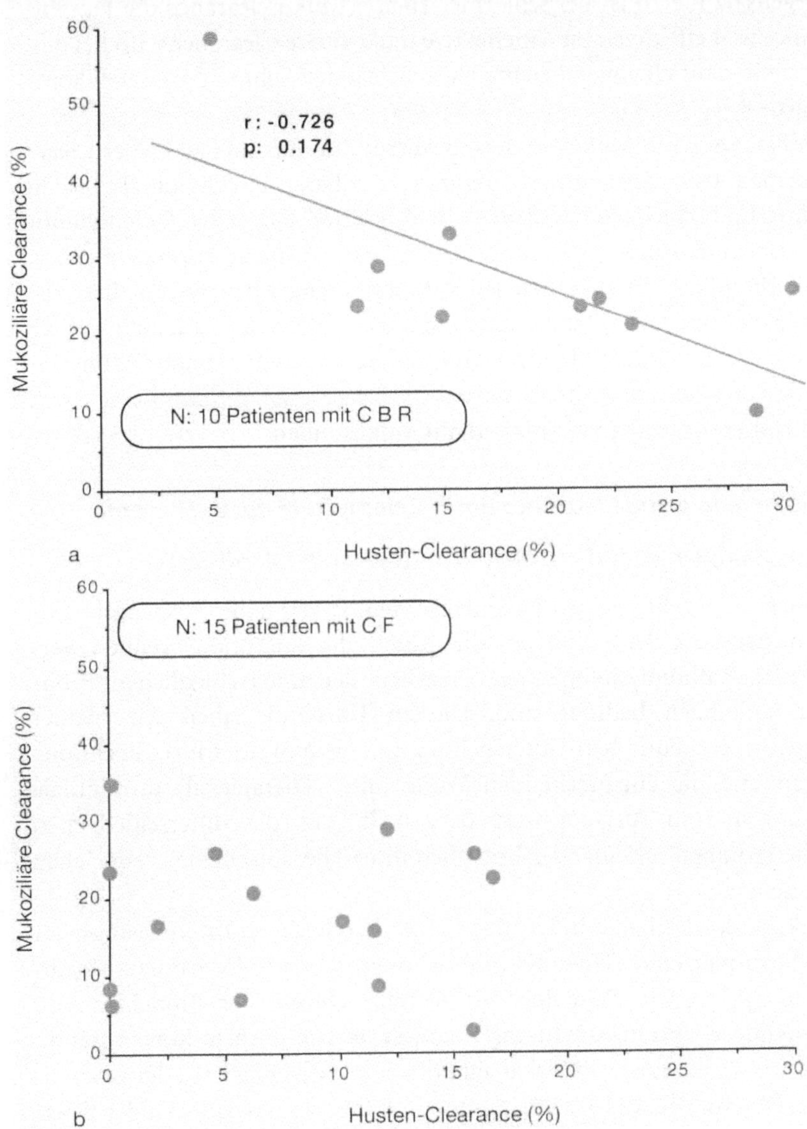

Abb. 2a, b. Beziehungen zwischen mukoziliärer Clearance und Hustenclearance bei Patienten mit chronischer Bronchitis (CBR) und Mukoviszidose (CF)

im Gegensatz hierzu ist bei schlechter ziliärer Mukusclearance die Hustenclearance weit effektiver. Eine ineffektive mukoziliäre Clearance wird bei diesen Patienten durch eine effiziente Hustenclearance sehr wirkungsvoll kompensiert.

Bei Patienten mit Mukoviszidose ist dieser Zusammenhang beider Clearanceformen, trotz einer weiten Streuung der ziliären Effektivität (Patienten mit guter und schlechter Clearance) nicht nachweisbar. Selbst Patienten mit reduzierter mukoziliärer Clearance haben keine adäquate Hustenclearance, wie in Abbildung 2b zu sehen ist. Pathophysiologisch bedeutet dies, wie durch den klinischen Alltag bestätigt, daß die Lungen der Patienten mit CF ohne weitere Unterstützung ihrer Mukus-Clearance wie z. B. durch Physiotherapie vor allem bei mittelschweren bis schwereren Verlaufsformen sich langsam aber sukzessive zunehmend mit Mukus füllen.

Mukusrheologie und Clearance unter Gelomyrtol®-forte-Therapie

In-vitro-Analysen mit ätherischen Ölen (Myrtol standardisiert)

Wie oben ausgeführt, zeigen Patientensputen bereits unter Ausgangsbedingungen deutliche Unterschiede, die durch die zugrundeliegenden verschiedenen pathophysiologischen Ursachen der unterschiedlichen Bronchialerkrankungen bedingt sind. Diesem Umstand haben wir in der folgenden therapeutischen Untersuchung mit Gelomyrtol® forte Rechnung getragen und die entsprechenden Werte unter Therapie als prozentuale Änderungen zum Ausgangswert dargestellt, um die unterschiedlichen Patientengruppen miteinander bezüglich ihres Therapieeffektes vergleichen zu können.

Mukusviskoelastizitätsänderungen im Vergleich zum Ausgangswert (Baseline) unter einer Therapie mit Gelomyrtol® forte (Myrtol standardisiert) in Sputen von Patienten mit Asthma, chronischer Bronchitis und Mukoviszidose sind in Abbildung 3 dargestellt. Die höchste Konzentration von Myrtol standardisiert 1/1 war signifikant effektiver als 1/10 der Konzentration. Miglyol 812, die Trägersubstanz (Carrier) von Myrtol standardisiert und die niedrigste Myrtolkonzentration 1/100 haben keine direkte Wirkung auf die untersuchten Sputen der Patienten. Bemerkenswert ist hierbei auch die größte Wirksamkeit von Myrtol standardisiert in CF-Sputum (-16 ±

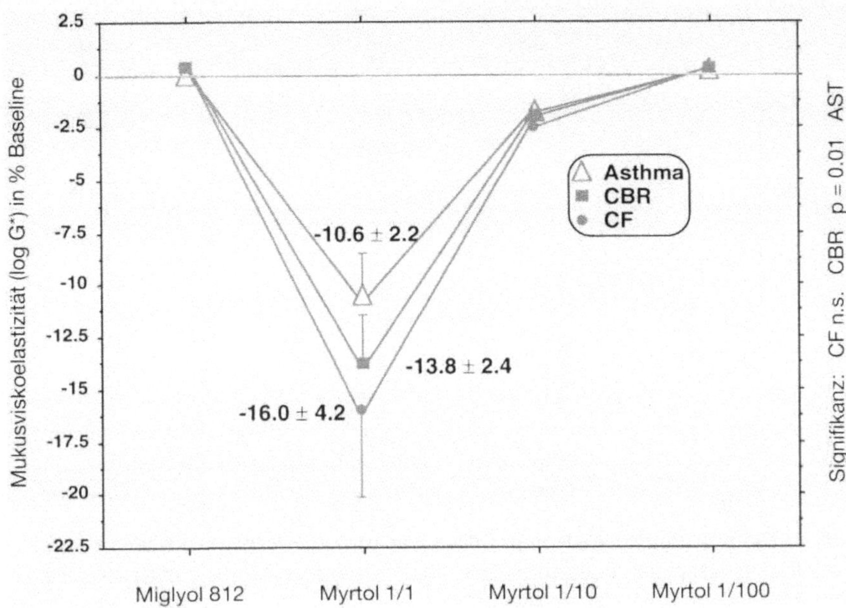

Abb. 3. In-vitro-Analysen der Viskoelastizitätsänderungen in Bezug zum Ausgangswert (% Baseline) unter Gelomyrtol® forte-Therapie (Konzentrationen 1/1, 1/10, 1/100 und Carrier Miglyol 812) in verschiedenen Patientensputen. Dargestellt sind Mittelwerte und Standardabweichungen

4,2 %), das wie oben aufgezeigt, auch die höchste Viskoelastizität (Rigidität) vor Therapie besitzt im Vergleich zu chronischer Bronchitis und Asthma. Darüber hinaus war die Wirkung von Gelomyrtol® forte mit Reduzierung der Rigidität (log G*) in Sputen von Patienten mit chronischer Bronchitis (-13,8 ± 2,4 %) signifikant (p = 0,01) effektiver im Vergleich zu Asthmasputen (-10,6 ± 2,2 %).

Diese prozentualen Änderungen unter Therapie mit Gelomyrtol® forte sind für die analysierten Patientensputen in der Größenordnung ihrer absoluten Ausgangswerte vor Therapie (Tabelle 1) und unter diesem Gesichtspunkt davon abhängig. Generell war die therapeutische Wirkung in Proben mit höherer, initialer Sputumrigidität größer und vice versa.

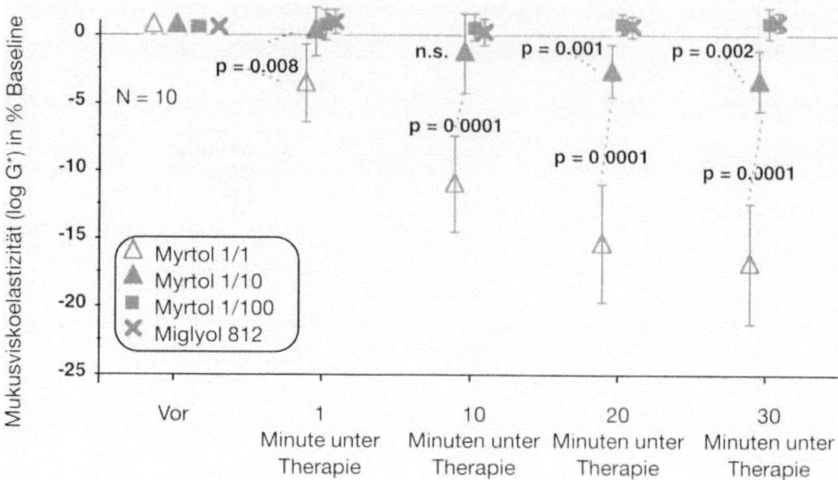

Abb. 4. Die prozentualen Änderungen des wichtigsten rheologischen Parameters logG* (Rigidität) in CF-Sputum unter einer Therapie mit Gelomyrtol® forte in unterschiedlicher Konzentration und ihrem Carrier Miglyol 812

Diese pharmakodynamische Wirkung von Myrtol standardisiert ist damit im Effektivitätsbereich von anderen Mukolytika wie N-Acetylcystein und Ambroxol.

Im folgenden wird die diesbezügliche Wirkung detailliert in Abbildung 4 bei Mukoviszidosesputen aufgezeigt. In der Dosis-Wirkungs-Analyse zeigt die höchste Myrtol-Konzentration die beste Wirkung. Im Zeit-Wirkungsprofil ist darüber hinaus ersichtlich, daß bereits nach 20 Minuten Einwirkzeit von Myrtol standardisiert in Mukoviszidose-Sputum nahezu die maximale Wirkung erreicht wurde. Auch Myrtol standardisiert 1/10 ist noch signifikant wirksamer im Vergleich zu Myrtol standardisiert 1/100 und Carrier Miglyol 812.

Diese therapeutische Wirkung von Myrtol standardisiert 1/1 verbesserte die mukoziliären Clearanceeigenschaften der CF-Sputen hochsignifikant ($p = 0{,}0001$) auf über 30 % im Vergleich zum Ausgangswert (Abb. 5a). Eine klare Dosiswirkungsbeziehung von Myrtol standardisiert ist noch eindeutiger für die Hustenclearance (Abb. 5b) ersichtlich. Die höchste Konzentration

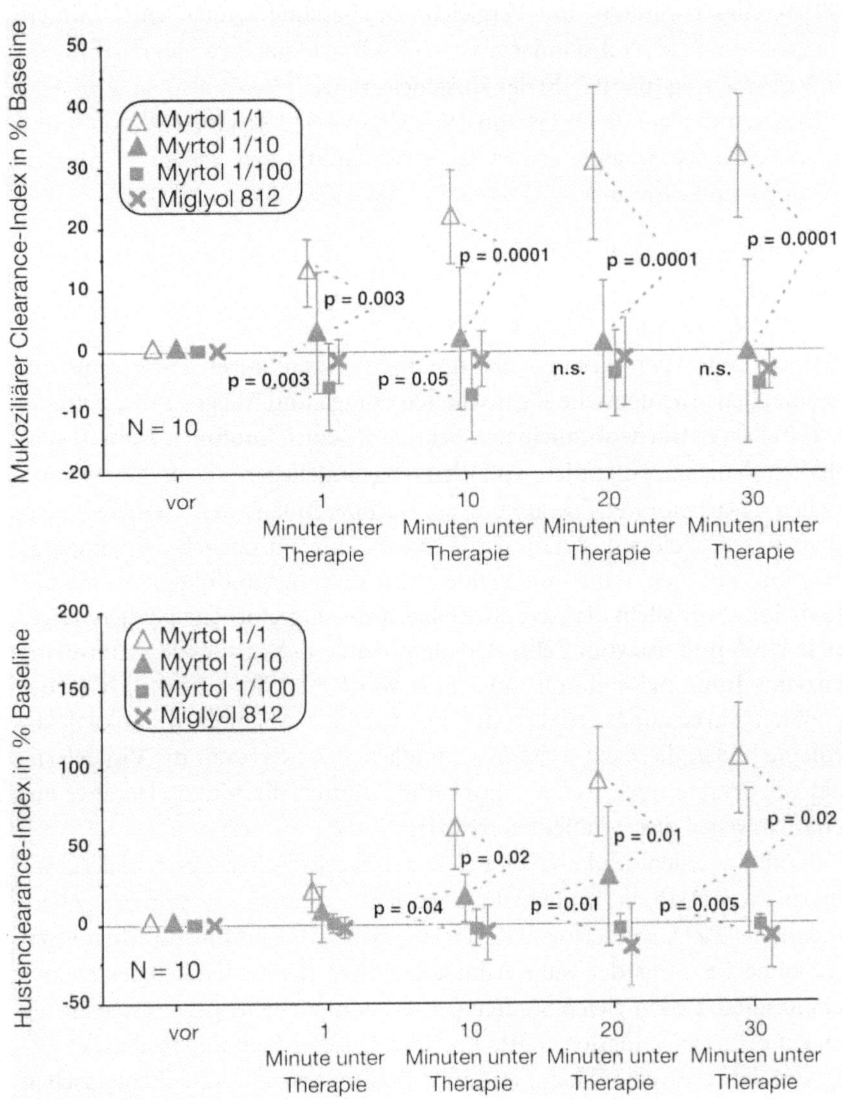

Abb. 5. Die prozentualen Änderungen der Parameter für mukoziliäre Clearance (M.C.I., oben) und Hustenclearance (C.C.I., unten) in CF-Sputen unter einer Therapie mit Gelomyrtol® forte in unterschiedlicher Konzentration und ihrem Carrier Miglyol 812

(Myrtol standardisiert 1/1) verdoppelte die Hustenclearancefähigkeit (über 100 %) dieser Sputen im Vergleich zu Baseline. Auch eine mittlere Konzentration (Myrtol standardisiert 1/10) führte noch zu einer signifikanten Verbesserung ($p = 0{,}005$) der Hustenclearance.

Insgesamt zeigte die Trägersubstanz Miglyol 812 keinerlei Wirkung und unterstreicht damit seine erwartete inerte Funktion in Bezug auf Mukus-Rheologie und Clearance.

Diskussion

Patienten mit hypersekretorischen Atemwegserkrankungen zeigen ganz unterschiedliche rheologische Eigenschaften (Braga und Allegra 1989; Zahm et al. 1991) ihrer tracheobronchialen Sekrete (Mukus, Sputum). Diese Eigenschaften hängen wesentlich von den zugrundeliegenden pathophysiologischen Ursachen ihrer Erkrankung ab. Darüber hinaus werden diese Eigenschaften entscheidend durch das Ausmaß einer zusätzlich vorhandenen Infektion mit den dann anfallenden Entzündungsprodukten beeinflußt. Hierbei sind vor allem die aus dem Zellkern von abgestorbenen Zellen freigesetzte DNA und das vom Zellskelett stammende F-Aktin sowie Zellproteine (Enzyme, Immunglobuline) und Lipide von Bedeutung. Zusätzlich zu der primären Vernetzungsstruktur der im Mukus vorhandenen Mukoglykoproteine bilden diese ein weiteres sekundäres Netzwerk, das die Viskoelastizität der Sekrete noch weiter erhöht und dadurch die Mukusclearance aus den Atemwegen dieser Patienten reduziert.

Bislang wurden Mukolytika bei hypersekretorischen Bronchialerkrankungen von Asthma bronchiale, chronische Bronchitis, primäre ziliäre Dyskinesie (PZD, Sonderform: Kartagener Syndrom) bis hin zur Mukoviszidose ohne Kenntnis der wahren mukolytischen Bedürfnisse eingesetzt mit dem Resultat, daß in vielen Studien der diesbezügliche therapeutische Erfolg von gut bis zu wirkungslos beurteilt wurde. Unserer Meinung nach ist es wenig sinnvoll z. B. eine Therapie durchzuführen, welche die rheologischen Mukuseigenschaften für eine ziliäre Clearance verbessert, wenn der entsprechende Patient gar kein funktionsfähiges Ziliensystem mehr besitzt, wie z. B. ein Patient mit primärer ziliärer Dyskinesie. Vielmehr muß hier das

Viskosität-/Elastizität-Verhältnis (tan δ) erhöht oder die Elastizität (Recoil-Faktor) reduziert werden. Dieses kann primär durch eine Verminderung der Vernetzungsdichte des Mukus erreicht werden.

Dieses ist jedoch nicht prima vista den Sekreten anzusehen, sondern muß im Einzelfall analysiert werden. Eine bronchospasmolytische oder antibiotische Behandlung wird auch nicht nach Augenschein eingeleitet oder angepaßt, sondern erst nach entsprechender Analytik durchgeführt. Die Mukolytikatherapie wird jedoch weiterhin in vielen Fällen nicht den gewünschten Erfolg erzielen, wenn sie nicht zielgerichtet eingesetzt und entsprechend kontrolliert wird. Wir haben in den vergangenen Jahren Methoden entwickelt und entsprechende Normwerte erarbeitet, die zur Indikation und Kontrolle einer Mukolytikatherapie zur Verfügung stehen, um den jeweils gewünschten Therapieerfolg auch realisieren zu können. Auf diese Weise können nicht nur Medikamente auf ihre Wirksamkeit untersucht, sondern auch jedes Patientensputum individuell bezüglich einer effektiveren medikamentösen Behandlung analysiert werden. Patienten sollten nicht länger, einer Black Box gleich, nach Augenschein behandelt und dadurch der Gefahr ausgesetzt werden, durch unter- oder überdosierte Medikation Schaden zu erleiden.

Oft ist es auch absolut notwendig, nicht nur eine mukolytische Monotherapie durchzuführen, um das gewünschte Therapieziel zu erreichen. Eine Kombinationsbehandlung mit verschiedenen Mukolytika unterschiedlicher Wirkprinzipien ist sehr oft sinnvoll.

Bislang gab es keine objektiven Analysen mit standardisierter Analytik über die direkte Wirkung von ätherischen Ölen. Die mikrorheologischen Ergebnisse unserer Untersuchungen zusammen mit den mukoziliären und Hustenclearanceindizes (M.C.I., C.C.I.) demonstrieren daher erstmalig eindeutig nicht nur eine maximale Wirkung nach 30minütiger Einwirkung von Gelomyrtol® forte, sondern darüber hinaus eine klare, für pharmakologische Untersuchungen geforderte, Dosis-Wirkungsbeziehung (Myrtol standardisiert 1/1 > Myrtol standardisiert 1/10 > Myrtol standardisiert 1/100) zum Nachweis der Wirksamkeit.

Der prinzipielle Viskoelastizitätsparameter log G* reduzierte sich unter einer Myrtol standardisiert 1/1 Therapie insgesamt um -13,8, -10,6 und -16,0 % im Vergleich zum Ausgangswert für chronische Bronchitis, Asthma und CF-Sputum (s. Abb. 3). Diese rheologischen Änderungen bewirkten substantielle Zunahmen der errechneten Clearanceparameter für M.C.I. und C.C.I. im Vergleich zu Baseline für alle untersuchten Patientensputen, insbesondere für die Hustenclearance (C.C.I.).

Für Mukoviszidose ist eine Verbesserung der Hustenclearance weit wichtiger als eine Verbesserung der mukoziliären Clearance, da eine insuffiziente Hustenclearance für die Prognose dieser Erkrankung als entscheidende pathophysiologische Grundlage bereits beschrieben wurde (Köhler et al. 1986; App et al. 1990). Diese Situation ist ähnlich bedeutsam, jedoch weniger dramatisch, bei chronischer Bronchitis. Hier muß die Hustenclearance die eingeschränkte mukoziliäre Clearance kompensieren, wozu sie auch unter klinischen und experimentellen Bedingungen in der Lage ist. Für Asthma bronchiale ist eine Verbesserung beider Clearancemechanismen in gleicher Weise bedeutsam.

Insgesamt waren die Änderungen der Viskoelastizität (log G*) im Mittel für Myrtol standardisiert 1/1 mit -13,8, -10,6 und -16,0 % vom Ausgangswert für chronische Bronchitis, Asthma und CF-Sputum in unserer In-vitro-Untersuchung durchaus vergleichbar mit den Änderungen, die wir in unserer In-vivo-Untersuchung in einer Hundestudie (Tomkiewicz et al. 1995) im Vergleich mit N-Acetylcystein (NAC) und Nacystelyn (NAL) nachweisen konnten. Bei dieser In-vivo-Untersuchung reduzierte sich die Viskoelastizität unter NAC-Therapie durchschnittlich um -13,7 % und unter NAL-Therapie um -33,3 % im Vergleich zu einer Plazebo-Therapie. Die entsprechende mukoziliäre Clearance verbesserte sich um +27,1 % für NAC und +59,3 % für NAL. Die therapeutische Wirksamkeit von Myrtol standardisiert ist damit nach absoluten Werten im gleichen Bereich wie NAC, dem am häufigsten verwendeten Mukolytikum in Deutschland.

Die pharmakodynamische Kinetik von wäßrigen Lösungen mit und ohne Elektrolyten ist im Gegensatz zu öligen Suspensionen wie Myrtol standardisiert grundverschieden. Während wäßrige Lösungen bereits eine Minute nach Zugabe zu Sputen eine explosionsartige Änderung der Viskoelastizität verursachen und danach nur noch moderate Veränderungen, bewirken ölige Suspensionen nur langsame, nahezu lineare Änderungen mit einer maximalen Effektivität nach 30 Minuten, jedoch nur noch kleineren Änderungen zwischen 20 und 30 Minuten. Die prozentualen Änderungen schwächen sich bereits nach 20 Minuten wieder ab, um sukzessive ihre maximale Wirksamkeit zu erreichen.

Der Carrier (Vehicle) Miglyol 812 zeigte unter allen untersuchten Bedingungen keinerlei Effekt, weder bezüglich Mukus-Rheologie noch Clearance, was sowohl einen positiven als auch einen negativen Einfluß in Bezug auf die aktive Substanz Myrtol standardisiert ausschließt.

Die in unserer Untersuchung aufgezeigten direkten Änderungen von Rheologie und Clearance durch Myrtol standardisiert demonstrieren jedoch nur einen Teil der ganzen, komplexen Wirkung dieser Substanz und ihrer In-vivo-Effektivität. Die direkte in vitro Wirkung konnte unseres Wissens in dieser Form bisher noch nicht gezeigt werden. Weitere In-vivo-Effekte von Myrtol standardisiert sind die Freisetzung von frisch sezerniertem neuen Mukus aus sekretorischen Zellen und Drüsen der respiratorischen Schleimhaut, Änderungen ihrer Zusammensetzung teilweise mit Surfaktant-ähnlicher Eigenschaft und die Stimulierung der ziliären Schlagfrequenz. Diese zusätzlichen In-vivo-Effekte von Gelomyrtol® forte werden sehr wahrscheinlich die nachgewiesene In-vitro-Wirksamkeit in Bezug auf Rheologie und Clearance noch weiter steigern. Die kombinierte In-vitro- und In-vivo-Aktivität von Myrtol standardisiert dürfte danach insgesamt im Therapiebereich von NAC und Ambroxol liegen, mit einer durchschnittlichen Viskoelastizitätsänderung von bis zu - 40 % in Sputen von CF-Patienten (App 1996).

Wie sollte daher, aufgrund der vorgestellten Ergebnisse, eine Therapie mit ätherischen Ölen eingestellt werden? Hohe Konzentrationen von direkt auf die Schleimhäute aufgetragenen ätherischen Ölen bewirken eine epitheliale Irritation, wohingegen niedrigere Konzentrationen derselben Substanzen eine positive Stimulation hervorrufen. Andererseits demonstrierte Myrtol standardisiert eine klare positive Dosis-Wirkungs-Beziehung, wenn es direkt auf Patientensputum einwirkte, je höher die Konzentration, desto stärker seine Wirkung. Für klinische Untersuchungen muß dieser Zusammenhang notwendigerweise berücksichtigt werden auf der Suche nach der geeignetsten, optimalen Dosierung. Einerseits soll die Dosierung auf dem respiratorischen Epithel hoch genug sein, um die demonstrierte optimale direkte mukolytische Wirkung entfalten zu können, andererseits jedoch nicht zu hoch, um Irritationen der Schleimhaut zu verhindern. Insgesamt erinnert dieser Zusammenhang sehr stark an die gewünschte, positiv-inotrope Wirkung von z. B. Digitalis, die ursprünglich aus Fingerhutessenzen gewonnen wurde und heute eine breite, gezielte Anwendung bei Herzinsuffizienz findet.

Insgesamt bemerkenswert ist die signifikante Verbesserung vor allem der Hustenclearance durch eine Gelomyrtol®-forte-Therapie bei allen untersuchten Patientensputen, dessen prinzipielle Bedeutung als ganz entscheidender pathophysiologischer Abwehrmechanismus dieser Erkrankungen aufgezeigt werden konnte.

Ansätze zur Behandlung von primär epithelialen Veränderungen bei Bronchialerkrankungen reichen von einer etablierten Mukolytikatherapie (NAC, Ambroxol etc.) bis zu neueren Konzepten wie inhalative Diuretikatherapie mit Amilorid oder eine rhDNase-Therapie. Eine Behandlung mit Gelomyrtol® forte kann darüber hinaus einen weiteren, wertvollen Beitrag leisten, wenn es primär gilt, die Sekretelimination aus den Atemwegen über eine verbesserte Hustenclearance zu bewirken.

Schlußfolgerungen

Bei verschiedenen Bronchialerkrankungen ist die pathophysiologische Korrelation zwischen mukoziliärer Clearance und Hustenclearance unterschiedlich gewichtet. Es macht daher wenig Sinn, eine sekretrheologische Therapie nur im Hinblick auf eine verbesserte mukoziliäre Clearance zu beeinflussen, wenn diese pathophysiologisch in vielen Fällen nur eine untergeordnete oder gar keine Bedeutung besitzt. Vielmehr müssen dann verstärkt Therapieregime gewählt werden, die vornehmlich den pathophysiologisch relevanteren Clearancemechanismus, nämlich die Hustenclearance begünstigt.

Unsere In-vitro-Untersuchungen mit Gelomyrtol® forte zeigen erstmalig, daß diese Therapie in Sputen von Patienten mit chronischer Bronchitis, Asthma bronchiale und Mukoviszidose sehr effektiv die Viskoelastizität beeinflußt und somit die Mukusclearance verbessert, insbesondere aber auch die Hustenclearance. Die maximale Wirksamkeit wurde nach 30 Minuten erreicht unter gleichzeitiger Demonstration einer eindeutig positiven Dosis-Wirkungsbeziehung: je höher die lokale Konzentration, um so größer die Effektivität. Es muß darüber hinaus auch erwartet werden, daß der therapeutische Einsatz von Myrtol standardisiert für Atemwegserkrankungen wie Mukoviszidose, chronische Bronchitis und auch Asthma unter In-vivo-

Bedingungen von therapeutischem Nutzen sein wird. Der größte In-vitro-Effekt war jedoch in Mukoviszidose-Sputen nachweisbar.

Weitere Untersuchungen sind jedoch erforderlich, um diese initialen, sehr interessanten In-vitro-Ergebnisse von Gelomyrtol® forte auch im Rahmen von In-vivo-Untersuchungen nachweisen zu können.

Insgesamt sollte es unsere vornehmliche therapeutische Aufgabe sein, Patienten im Rahmen der verfügbaren Möglichkeiten (Medikamente, Physiotherapie und adäquate Hydrierung) so optimal als möglich zu behandeln. Viele dieser Therapien haben bezüglich einer rheologischen Beeinflußbarkeit additive (ergänzende), teilweise sogar synergistische Effekte, so daß unter optimaler Therapie zumindest die Lebensqualität über eine verbesserte und erleichterte Bronchialtoilette, vielleicht sogar die Lebenserwartung unserer Patienten verbessert werden kann.

Literatur

1. Agarwal M, King M, Rubin BK, Shukla JB (1989) Mucus transport in a miniaturized simulated cough machine: Effect of constriction and serous layer simulant. Biorheology 26: 977–988
2. App EM (1996) Vergleichende Mukolytikatherapie. Pneumologie 50: 845–853
3. App EM, King M (1990) Tracheal mucus rheology and potential difference in two day old puppies. Biorheology 27: 515–526
4. App EM, King M, Helfesrieder R, Köhler D, Matthys H (1990) Acute and long-term Amiloride inhalation in cystic fibrosis lung disease: A rational approach to cystic fibrosis therapy. Am Rev Respir Dis 141: 605–612
5. App EM, Tomkiewicz RP, Hahn HL, Engler H, Vergin H, King M (1998) The effect of Tasuldine, a bronchosecretolytic agent, on Mucus rheology and clearability and the interaction with acetylcholine in ferrets. Pulmonary Pharmacology 10: 271-276
6. App EM, Zayas JG, King M (1993) Rheology of mucus and transepithelial potential difference: small airways vs. trachea. Eur Respir J 6: 67–75
7. Boat TF, Cheng PW, Iyer RN, Carlson DM, Polony I (1976) Human respiratory tract secretions: mucous glycoproteins of nonpurulent tracheobronchial secretions, and sputum of patients with bronchitis and cystic fibrosis. Arch Biochem Biophys 177: 95–104
8. Braga PC, Allegra L (1989) Drugs in Bronchial Mucology. Raven Press, New York, pp 71–146
9. Charman J, Reid L (1972) Sputum viscosity in chronic bronchitis, bronchiectasis, asthma and cystic fibrosis. Biorheology 9:185–199

10. Giordano AM, Holsclaw D, Litt M (1978) Mucus rheology and mucociliary clearance: Normal physiological state. Am Rev Respir Dis 118: 245–254
11. King M (1979) Interrelation between mechanical properties of mucus and mucociliary transport: Effect of pharmacologic interventions. Biorheology 16: 57–68
12. King M (1987) Role of mucus viscoelasticity in cough clearance. Biorheology 24: 589–597
13. King M (1988) Magnetic microrheometer. In: Braga PC, Allegra L (eds) Methods in Bronchial Mucology. Raven Press, New York, pp 73–83
14. King M, Brock G, Lundell C (1985) Clearance of mucus by simulated cough. J Appl Physiol 58: 1776–1782
15. King M, Gilboa A, Meyer FA, Silberberg A (1974) On the transport of mucus and its rheological simulants in ciliated systems. Am Rev Respir Dis 110: 740–745
16. King M, Wight A, De Sanctis GT et al. (1989b) Mucus hypersecretion and viscoelasticity changes in cigarette-smoking dogs. Exp Lung Res 15: 375–389
17. King M, Zahm JM, Pierrot D, Vaquez-Girod S, Puchelle E (1989a) The role of mucus gel viscosity, spinability, and adhesive properties in clearance by simulated cough. Biorheology 26: 737–745
18. Köhler D, App E, Egelseder A, Matthys H (1986) Unterschiede in der mukoziliären und Hustenclearance bei chronischer Bronchitis mit und ohne Mukoviszidose. [Differences in the mucociliary and cough clearance in patients with chronic bronchitis with and without cystic fibrosis.] Atemw Lungenkrkh 12: 358–361
19. Litt M, Khan MA, Chakrin LW, Wardell JR, Christian P (1974) The viscoelasticity of fractionated canine tracheal mucus. Biorheology 11: 111–117
20. Lutz RJ, Litt M, Chakrin LW (1973) Physical-chemical factors in mucus rheology. In: Gabelnick HL, Litt M (eds) Rheology of Biological Systems. Charles C. Thomas, Springfield, pp 158–194
21. Puchelle E, Zahm JM, Duvivier C (1987) Spinability of bronchial mucus: Relationship with viscoelasticity and mucus transport properties. Biorheology 20: 239–249
22. Puchelle E, Zahm JM, Havez R (1973) Données biochimiques et rhéologiques dans l'expectoration. III Rélation des protéines et mucines bronchiques avec les propriétés. Bull Physiopathol Respir 9: 237–256
23. Roussel P, Degand P, Lamblin G, Laine A, Lafitte JJ (1978) Biochemical definition of human tracheobronchial mucus. Lung 154: 241–260
24. Shih CK, Litt M, Khan MA, Wolf DP (1977) Effect of nondialyzable solids concentration and viscoelasticity on ciliary transport of tracheal mucus. Am Rev Respir Dis 115: 989–995
25. Spungin B, Silberberg A (1984) Stimulation of mucus secretion, ciliary activity, and transport in frog palate epithelium. Am J Physiol 247 (Cell Physiol 16): C299–C308
26. Tomkiewicz RP, App EM, De Sanctis GT, Coffiner M, Maes P, Rubin BK, King M (1995) A comparison of a new mucolytic N-Acetylcysteine L-lysinate with N-

Acetylcysteine: Airway epithelial function and mucus changes in dog. Pulm Pharmacol 8: 259–265

27. Zahm JM, Puchelle E, Duvivier C, Didelon J (1986) Spinability of respiratory mucus. Validation of a new apparatus: The Filancemeter. Bull Eur Physiopathol Respir 22: 609–613
28. Zahm, JM, King M, Duvivier C, Pierrot D, Girod S, Puchelle E (1991) Role of simulated repetitive coughing in mucus clearance. Eur Respir J 4: 311–315

Die Ätiopathogenese der akuten und chronischen Bronchitis

Axel Stelzner

Aufbau des Tracheobronchialbaumes

Die Bronchien der menschlichen Lunge untergliedert man in Segmentbronchien, subsegmentale Bronchien und die sogenannten kleinen Bronchien. Die Bronchioli respiratorii zweigen von einem Bronchiolus terminalis ab und führen zu den Sacculi alveolares und den Alveolen (Azinus) (Abb. 1).

Beim histologischen Aufbau differenziert man zwischen Trachea und großen Bronchien einerseits und den kleinen Bronchiolen anderseits. Flimmer- und Becherzellen dominieren bei den großen Bronchien, bei den Bronchiolen herrschen Flimmerzellen vor. Becher- und seröse Zellen nehmen bis zum völligen Verschwinden nach distal hin ab. Weiterhin finden sich u. a. Basal- und Nervenzellen – auch undifferenzierte Zellen – und im Querschnitt auch elastische Fasern, glatte Muskelzellen, Lymphgefäße und Knorpelanteile (Abb. 2, Abb. 3).

Liegt eine entzündliche Reaktion der Bronchialschleimhaut ganz allgemein vor, dann spricht man von Bronchitis.

Akute Bronchitis

Eine akute Bronchitis ist eine akute Entzündung des Tracheobronchialbaumes, die sich im allgemeinen nicht weiter ausbreitet und ohne bleibende Schäden wieder selbständig ausheilt bzw. ausheilen kann. Infektionen sowie thermische und chemische Noxen spielen ätiologisch eine dominante Rolle. Eine sog. einfache Erkältung im Sinne einer akuten respiratorischen Erkrankung (ARE) ist klinisch oft ähnlich (abgesehen von der Influenzavirus-

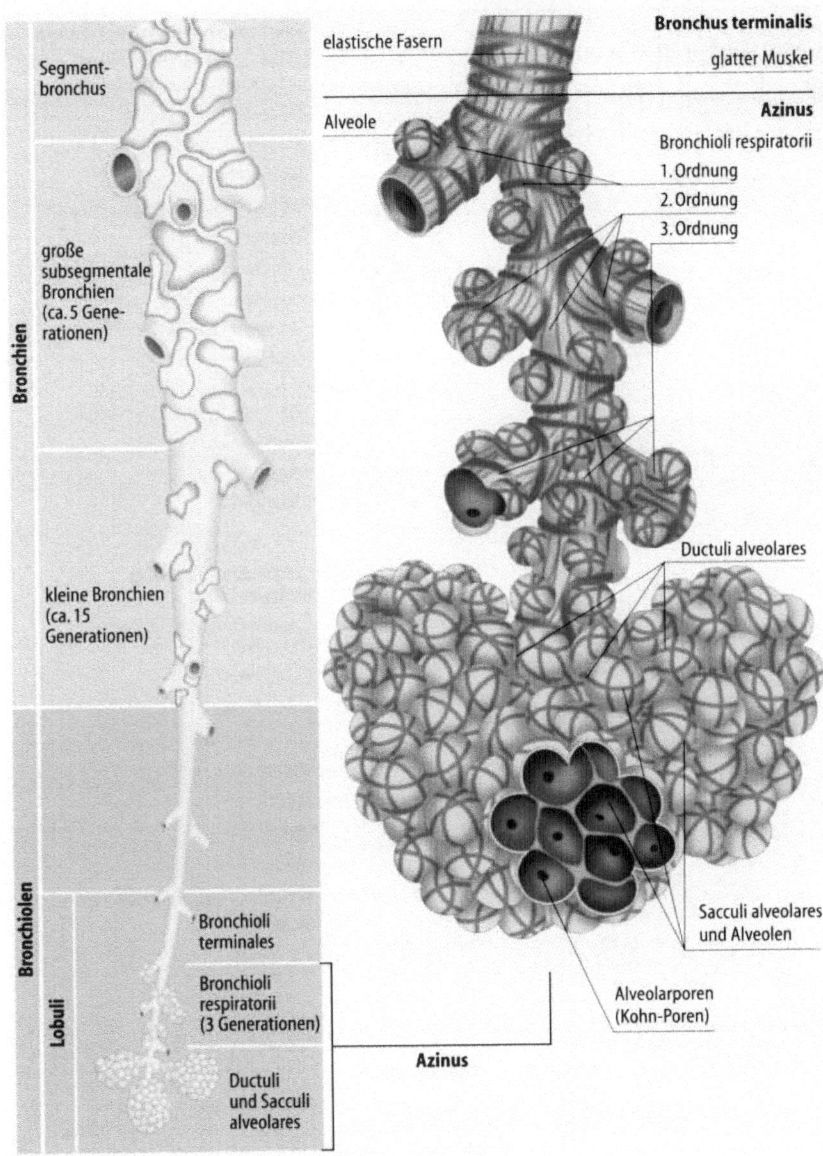

Abb. 1. Aufbau und Gliederung des Bronchialbaumes

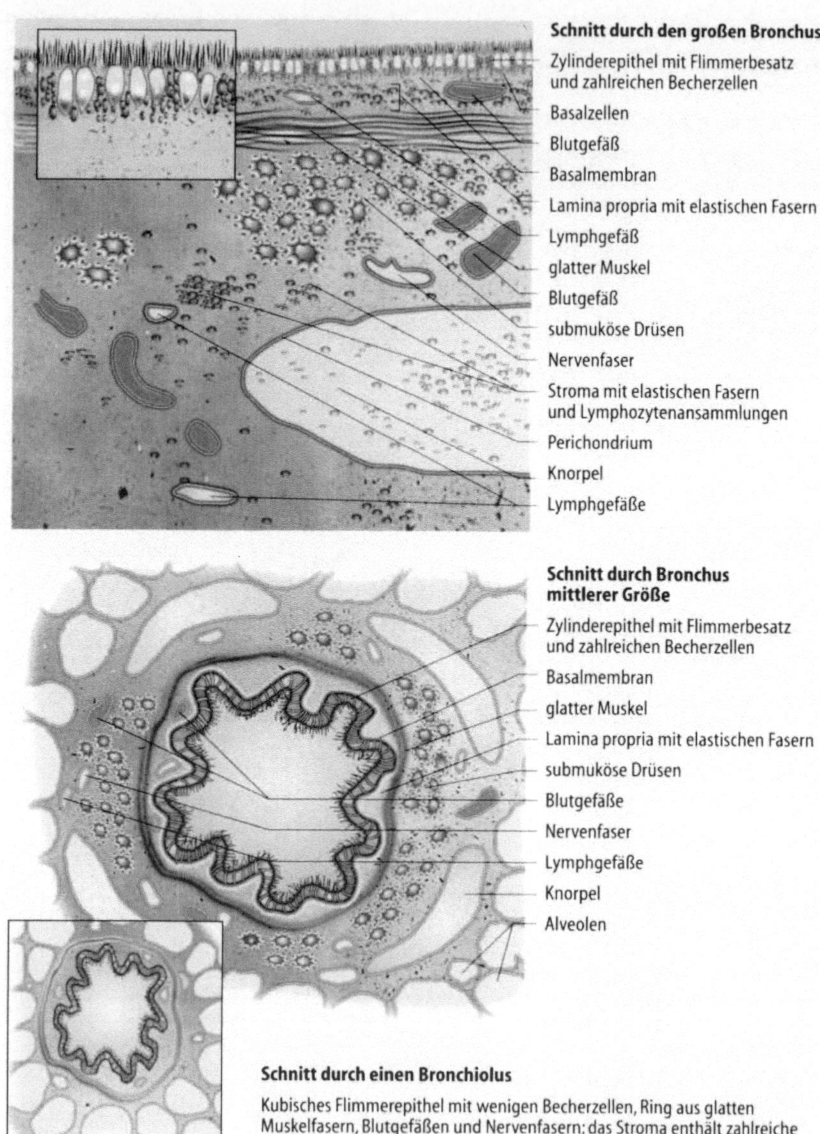

Abb. 2. Histologischer Aufbau von Bronchien und Bronchiolen

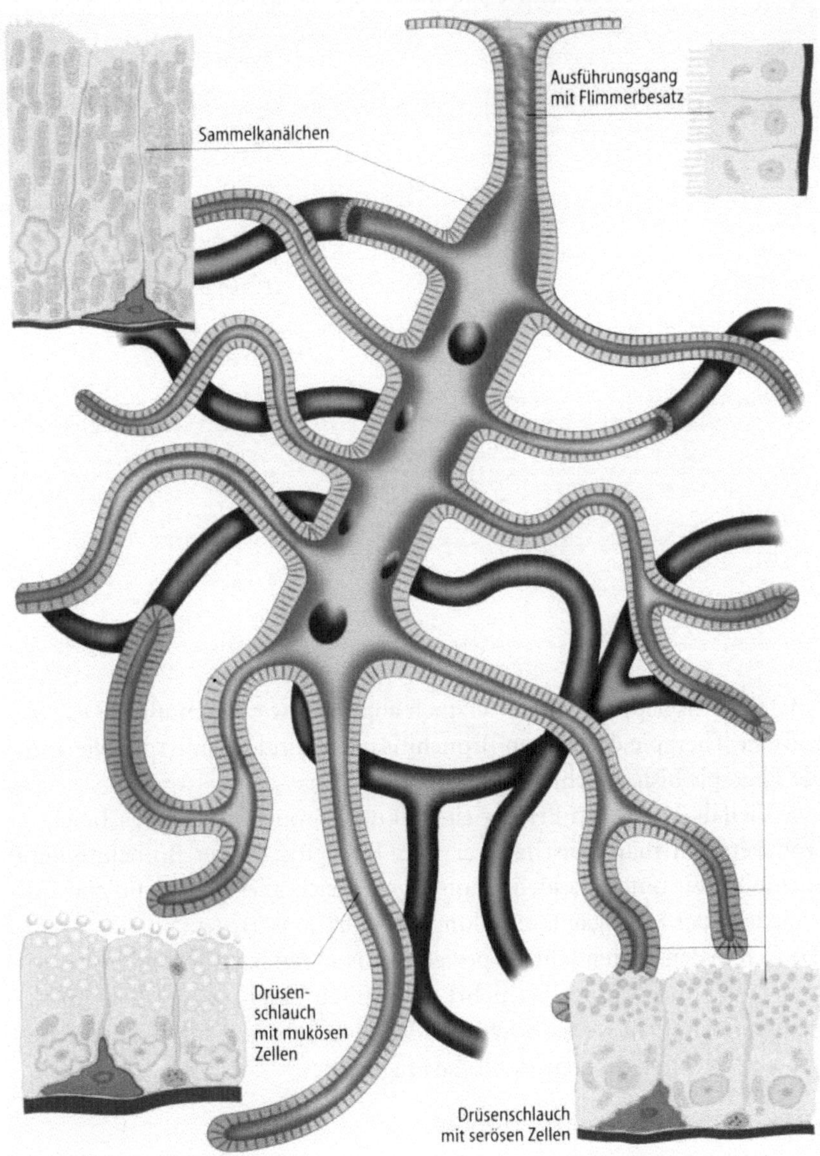

Abb. 3. Die submukösen Drüsen

Tabelle 1. Virale Erreger der akuten respiratorischen Erkrankung (ARE)

Familie	Genus	Typen	
Orthomyxoviridae	Influenza-V.	A, B, C	
Paramyxoviridae	Parainfluenza-V. Pneumo-V. Morbilli-V.	1, 2, 3, 4, N D V (Mumps) RS-V (Masern) (Hundestaupe)	
Adenoviridae	Mastadeno-V. Aviadeno-V.	41 Serotypen	
Coronaviridae	Corona-V.	11 Serotypen	
Picornaviridae	Rhino-V. Entero-V.	115 Serotypen Cox.-V. A Cox.-V. B Echo-V. Entero-V.	 24 6 34 4
Reoviridae	Reo-V. Rota-V.	3 A und B	

bedingten Virusgrippe), woraus letztlich abgeleitet werden muß, daß es eine spezifische Therapie der akuten Bronchitis, insbesondere eine spezielle antivirale Therapie bisher nicht gibt.

Die Vielfalt der viralen Erreger einer akuten Bronchitis geht aus Tabelle 1 hervor. Versucht man zwischen Laryngo-Tracheitis, akuter Bronchitis und Bronchiolitis zu unterscheiden, dann ergeben sich allerdings deutliche Unterschiede in der Häufigkeitsverteilung der Infektionserreger.

Da sich in den letzten Jahren speziell Coronaviren bei ARE und insbesondere auch bei Bronchitiden vermehrt nachweisen lassen, sei auf diese im allgemeinen noch nicht weiter bekannten Viren in Tabelle 2 speziell hingewiesen (+ss RNA-Viren, 7 subgenomische Fragmente).

Tabelle 2. Coronaviren

Antigene Gruppen	Virus	Wirt	Respiratorische Infektionen	Enteritische Infektionen	Hepatitis	Neurologische Infektionen	Andere Krankheitsbilder
I	Human coronavirus 229	Mensch	X				
I	Transmissible Gastroenteritis virus	Schwein	X	X			
I	Canine coronavirus	Hund		X			
I	Feline enteric coronavirus	Katze		X			
I	Feline infectious peritonitis virus	Katze	X	X	X	X	Peritonitis
I	Rabbit coronavirus	Kaninchen					Myokarditis
II	Human coronavirus OC43	Mensch	X	?			
II	Mouse hepatitis Virus	Maus	X	X	X	X	
II	Sialodacryo-Adenitis virus	Ratte					Sialodakryoadenitis
II	Hemagglutinating encephalomyelitic virus	Schwein	X	X		X	
II	Bovine coronavirus	Rind		X			
I	Rabbit coronavirus	Kaninchen		X			
II	Turkey coronavirus	Truthahn	X	X			
III	Infectious bronchitis virus	Hühner	X		X		Infektionen des Respr. traktes

Exazerbation der akuten Bronchitis und Übergang in eine chronische Bronchitis

Es muß auf einen Circulus vitiosus hingewiesen werden, der sich aus einer entzündlich akuten Bronchitis heraus entwickeln kann: Die ätiologisch dominanten Viren interagieren mit der Schleimhaut, was eine Verminderung der Zilienschlagfrequenz, Schädigung oder gar Verlust der Zilien des respiratorischen Epithels zu Folge haben kann. Bakterielle Superinfektionen können nachfolgend eintreten. In Verbindung mit endogenen Faktoren und weiteren exogenen Noxen ist der Übergang zur Chronizität der Bronchitis leicht möglich. Hierbei spielt eine Rolle, welche Pathogenität bzw. Virulenz den einzelnen Bakterienspezies zukommt, zum anderen ist aber auch die Frage interessant, in welcher Quantität die Mikroorganismen in der Mund- und Rachenflora vorkommen (Tabelle 3 und 4).

Tabelle 3. Mikroorganismen der normalen Mund- und Rachenflora

Regelmäßig und meist in größerer Menge nachweisbar	Gelegentlich und eher in geringerer Menge nachweisbar
vergrünende (α-hämolysierende) und nicht hämolysierende Streptokokken	Haemophilus-spp.
apathogene Neisserien	Pneumokokken (Streptococcus pneumoniae)
Mikrokokken und Plasmakoagulase-negative Staphylokokken	Staphylococcus aureus
Laktobakterien	β-hämolysierende Streptokokken
apathogene Korynebakterien	Enterokokken
Anaerobier, Actinomyceten, Bacteroides spp., Peptokokken, Spirochaeten	Enterobakterien
	Meningokokken (Neisseria meningitis)
	Moraxella catarrhalis
	Pilze (hauptsächlich Candidaarten, ferner Torulopsis spp., Geotrichum u. a.

Tabelle 4. Bronchopathogenität von Bakterien, die im Bronchialsekret bei chronischen Bronchialerkrankungen nachweisbar sind

Bakterien	Chronische Bronchitis
Haemophilus influenzae Pneumokokken Moraxella catarrhalis	sicher bronchopathogen
Staphylococcus aureus Enterobakterien Escherichia coli Proteus spp. Klebsiella Pseudomonas aeruginosa	wahrscheinlich nicht bronchopathogen
Staphylococcus epididermidis Streptokokken ? Diphtheroide Stäbchen-Bakterien	nicht bronchopathogen?

Ganz sicherlich darf man davon ausgehen, daß Haemophilus influenzae und Pneumokokken zu den bronchopathogenen Bakterien zählen.

Chronische Bronchitits

Definition

Die chronische Bronchitis ist eine chronische Entzündung des Tracheobronchialbaumes mit rezidivierendem Husten und Auswurf. Eine Erkrankung liegt lt. WHO dann vor, wenn die Erscheinungen einer Bronchitis (Husten und Auswurf) mindestens in einer Zeitspanne von drei Monaten in zwei aufeinanderfolgenden Jahren auftreten.

Pathologisch-anatomisch findet man bei einer chronischen Bronchitis eine Vermehrung der Becherzellen im bronchialen Oberflächenepithel sowie eine Hypertrophie bzw. Hyperplasie der peribronchialen seromukösen Drüsen. Die Lichtung der Drüsenazini und die Ausführungsgänge sind erweitert, die Bronchialwand ist entzündlich infiltriert. Nekrosen und Ulzerationen werden beobachtet, auch die Funktion der Flimmerepithelien ist

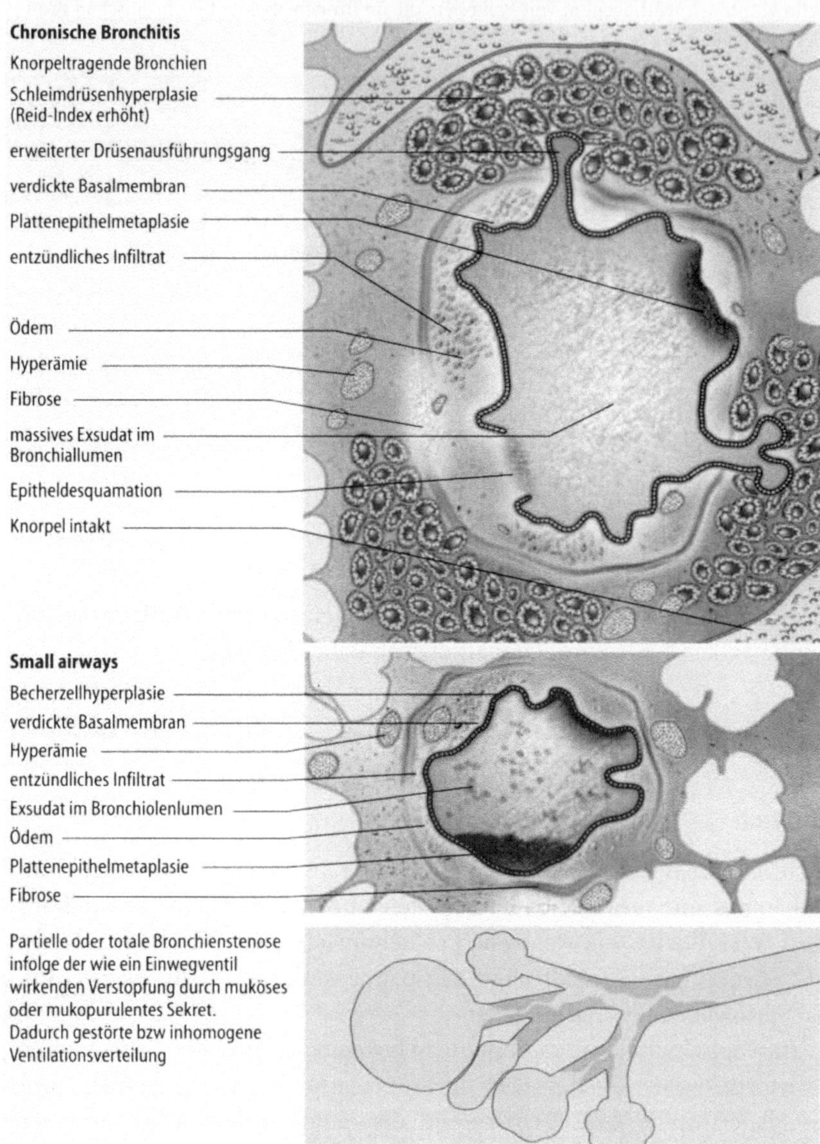

Abb. 4. Die chronische Bronchitis

gestört; am Ende kommt es zur Ausbildung irreversibler Plattenepithelmetaplasien. Hyper- und Dyskrinie sind die Folge (Störungen bei der Bildung und Absonderung der Drüsensekrete). Zusammen mit dem entzündlichen Bronchialwandödem, irreversiblen Bronchialwandveränderungen und durch die Freisetzung bronchokonstrikter Mediatoren bedingt, steht am Ende der chronischen Bronchitis eine Obstruktion; deren Schweregrad bestimmt letztlich die Prognose der Erkrankung (Abb. 4).

Klinik

Der Beginn einer chronischen Bronchitis kann durch eine akute Bronchitis ausgelöst werden, muß aber nicht. Sie kann sich durchaus schleichend entwickeln und zeigt dann zu Beginn nur wenige Symptome. Man beobachtet, daß nur ein geringfügiger Husten – meistens nur morgens, mit geringem Auswurf verbunden – jahrelang besteht. Das wird vom Betroffenen oft nicht zur Kenntnis genommen, weil das Allgemeinbefinden kaum beeinträchtigt erscheint. Nach einer akuten Infektion der oberen Luftwege, einer grippalen Erkrankung oder selbst nach einer scheinbar harmlosen Erkältung kann es sehr schnell zu einer deutlichen Verschlechterung kommen. Aber auch bei leichten Formen, in deren Verlauf zunächst Verschlechterungen nicht auftreten, kann es allmählich zu Obstruktionen kommen, d. h. zu Verengungen des Bronchialquerschnitts. Es tritt das Gefühl des erschwerten Atmens auf, wovon besonders die Ausatmungsphase betroffen ist.

Bei allen Verlaufsformen der chronischen Bronchitis kann der Auswurf in sehr wechselnder Menge auftreten. Reichlich Auswurf wird sowohl bei leichteren als auch bei schwereren Krankheitsverläufen beobachtet. Ebenso können Phasen, in denen das Sputum leicht abgehustet wird, mit Phasen abwechseln, in denen der Auswurf sehr fest sitzt und dadurch zu schweren Hustenattacken führt.

Klinisch kann man verschiedene Stufen bzw. Verlaufsformen einer chronischen Bronchitis unterscheiden. Am häufigsten sind:

- ***Einfache chronische Bronchitis:*** Sie verläuft ohne eitrige Infekte der Bronchialwände. Der Husten ist zwar mit einem mehr oder weniger reichlichen Auswurf verbunden, jedoch bleibt dieser während des gesamten Krankheitsverlaufs nur schleimig.

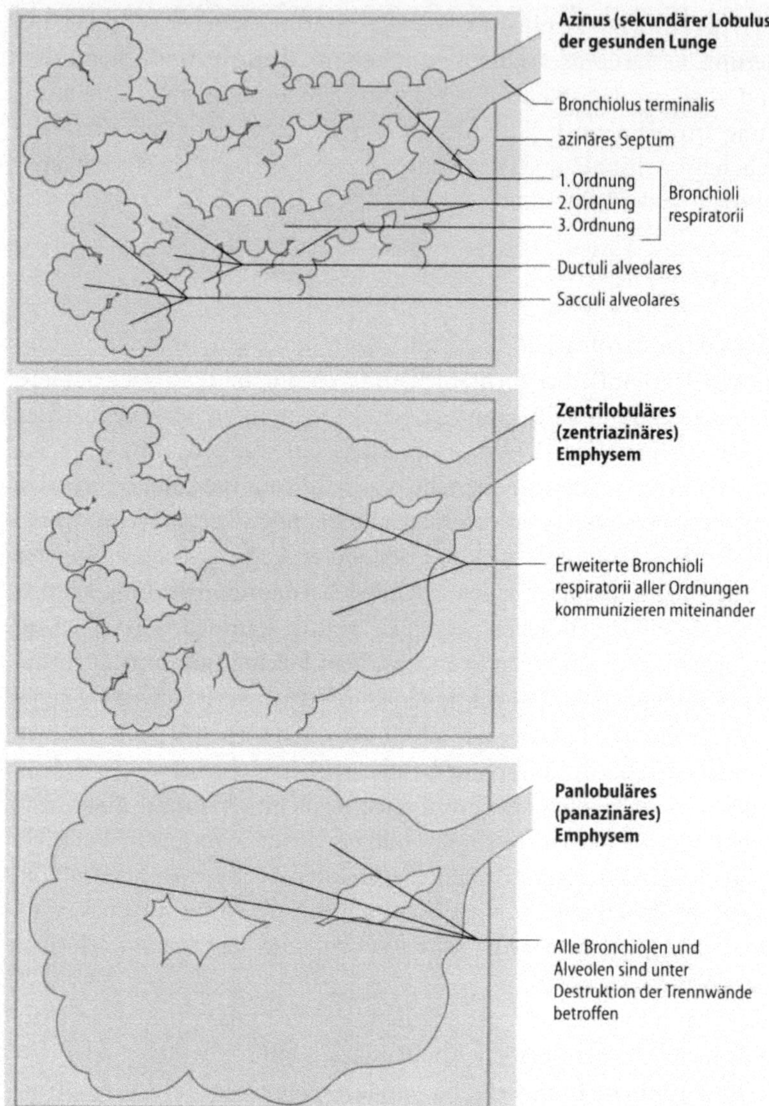

Abb. 5. Emphysem (Alle aus: Farbatlanten der Medizin, Bd. 4: Atmungsorgane. Georg Thieme-Verlag Stuttgart New York)

- ***Eitrige chronische Bronchitis:*** Hier kommt es zu bakteriellen Infektionen. Der Auswurf ist zumindest zeitweise eitrig. Je nach Schwere der bakteriellen Infektion kann es bereits zu Störungen der Atmung (Atemnot) kommen.
- ***Obstruktive chronische Bronchitis:*** Im Vordergrund der Beschwerden steht die Atemnot; Husten und Auswurf treten häufig nicht so deutlich in Erscheinung wie bei den ersten beiden Formen.

Die Bezeichnungen chronisch-obstruktive Lungenerkrankung („chronic obstructive lung disease", COLD), chronisch-obstruktive pulmonale Erkrankung („chronic obstructive pulmonary disease", COPD) und chronische Atemflußobstruktion („chronic airflow obstruction", CAO) sind gegenwärtig Synonyme für die Beschreibung einer permanenten oder gering reversiblen Obstruktion des exspiratorischen Atemflusses, der durch eine chronische Bronchitis und/oder ein Emphysem verursacht wird (Abb. 5).

Andere Ursachen einer chronischen Atemwegsobstruktion wie z. B. eine Bronchiolitis und Bronchiektasen (z. B. zystische Fibrose) werden normalerweise als eigene Krankheitsbilder angesehen.

Epidemiologie

Die Schwierigkeit einer exakten Bestimmung von Inzidenz und Prävalenz einer chronischen Bronchitis rührt von der Natur ihrer Definition her. Da die chronische Bronchitis auf der Basis chronischer Symptome (wie persistierendem Husten und Auswurf) definiert wird, hängen Prävalenzbetrachtungen von Symptombefragungen ab, was vom Patienten beeinflußt werden kann.

Eine weitere Rolle spielen die Art der Gewebepräparation, die Kriterien zur Festlegung von Normabweichungen sowie das Ausmaß der Lungenbeteiligung, die als signifikant betrachtet werden.

Letztlich gehört die chronische Bronchitis, insbesondere die chronisch-obstruktive Bronchitis, zu den häufigsten bzw. klinisch bedeutsamsten Atemwegserkrankungen überhaupt.

In Deutschland leiden z. Zt. etwa 5 Millionen Menschen an chronisch obstruktiver Bronchitis, Todesfälle pro Jahr in bis zu fünfstelligen Werten sind bekannt. Frühberentungen, jährlich steigende Erkrankungshäufigkeiten (um 38 % bei Männern, um 8,2 % bei Frauen) führen zu großem menschlichen

Leid – und auf der anderen Seite zu hohen finanziellen Aufwendungen. Selbst ein kleines Land mit sehr geringer Bronchitis-Prävalenz – wie die Schweiz – gibt pro Jahr um die 140 Mio. Franken für die betroffenen Patienten aus.

Für die USA wird – um eine weiteres Land zu nennen – geschätzt, daß etwa 10 Millionen Patienten an einer chronisch obstruktiven Bronchitis (und/oder einem Emphysem) leiden und daß diese Erkrankung jährlich bis zu 60.000 Tote verursacht. Die chronische Atemwegsobstruktion ist die fünfthäufigste Todesursache in den Vereinigten Staaten und steht von den Erkrankungen, die von der Sozialversicherung in den USA als Grund für die Arbeitsunfähigkeit anerkannt werden, in bezug auf die Häufigkeit gleich nach den koronaren Herzkrankheiten an zweiter Stelle. 80 bis 90 Prozent dieser Fälle von chronischer Atemwegsobstruktion können dem chronischen Zigarettenrauchen zugeschrieben werden. Das Risiko, an einem Emphysem oder einer chronischen Bronchitis zu sterben, wird für starke Raucher (mehr als 25 Zigaretten pro Tag) 30mal größer als für Nichtraucher angegeben.

Ätiologie

Für die Entstehung einer chronischen Bronchitis spielen exogene und endogene Faktoren gleichermaßen eine bedeutsame Rolle.

Bei den exogenen Noxen ist das Tabakrauchen die Hauptursache für die Entstehung der chronischen Bronchitis. Diese Feststellung ist das Ergebnis vieler epidemiologischer Untersuchungen: je länger die Rauchexposition und je größer der Zigarettenkonsum, desto häufiger und schwerer die Krankheit. Dies trifft für das Inhalationsrauchen von Zigaretten, weniger für das Pfeifen- und Zigarrenrauchen zu. Nicht nur die Morbidität, auch die Mortalität der chronischen Bronchitis wird vom Tabak beeinflußt.

Es konnte aber auch gezeigt werden, daß zwar Tabakrauchen wohl die wichtigste, jedoch nicht einzige Ursache der chronischen Bronchitis ist. Es bestehen genügend Hinweise auf die Mitwirkung anderer Faktoren:

- Die chronische Bronchitis war schon vor Aufkommen des massiven Zigarettenrauchens eine wichtige Todesursache.
- Die Mortalität an chronischer Bronchitis ist bei gleichem Tabakkonsum bei ungelernten Arbeitern 5mal so hoch wie bei selbständig Tätigen (?).

- Die Häufigkeit der chronischen Bronchitis ist in den Städten größer als auf dem Land.
- Die Mortalität bei Männern mittlerer Jahrgänge übersteigt in England jene in den USA bei ungefähr gleichem Zigarettenkonsum.

Zu weiteren exogenen Faktoren zählen – neben dem Tabakrauchen – Noxen der Luftverschmutzung, berufliche Expositionen und toxische Substanzen sowie Infektionen.

Sowohl die Luftschadstoffe als auch die Mikroorganismen und Viren sind jedoch sehr differenziert zu betrachten. Dies gilt z. B. für die so oft zitierten Aldehyde, Alkohole, Phenole, Laktone, Radionuklide, Zyanide, für Arsen, SO_2, CO und andere Noxen auch heute noch.

Zusammenfassend formulierte Meister (1988) den Stand des Wissens hierzu u.a. in etwa wie folgt:

- Luftschadstoffe wie SO_2 und NO_2 können dosisabhängig bei Atemwegsgesunden, Atopikern und Asthmatikern eine Atemwegsobstruktion auslösen. Am empfindlichsten reagieren Asthmatiker, es folgen die Atopiker und dann erst die sog. Normalpersonen.
- Die Exposition gegenüber Luftschadstoffen ist bei körperlicher Belastung bzw. erhöhtem Atemminutenvolumen schon in geringerer Konzentration atemwegswirksamer als bei Ruheatmung.
- Luftschadstoffe führen – wenn sie Wirkungen zeigen – zu einer transitorischen Hyperreagibilität der Atemwege, die zumeist innerhalb von Stunden oder wenigen Tagen abklingt.
- Unzweifelhaft ist, daß bei bereits bestehendem Asthma Schadstoffakkumulationen, wie sie zum Beispiel unter austauscharmen Wetterlagen vorkommen, in der Lage sind, Obstruktionen bis hin zum behandlungsbedürftigen Asthmaanfall auszulösen.
- Die Pathogenese der schadstoffindizierten Hyperreagibilität ist noch Gegenstand der Grundlagenforschung.

Angebracht ist auch eine differenzierte Bewertung der verschiedenen Infektionserreger. Aufgrund von epidemiologischen und mikrobiologischen Untersuchungen sowie Studien über die Wirksamkeit von Antibiotika werden z. Zt. Infektionen durch Bakterien, Viren und Mykoplasmen als Ursache für die Entstehung und die Exazerbation einer chronischen Bronchitis kritischer als früher beurteilt. So sollen Infekte der Atemwege für höchstens 45 % aller Exazerbationen dieser Erkrankung verantwortliche sein – und viele dieser Infekte sind nicht bakteriell bedingt. Außerdem ist aufgrund neuerer Langzeituntersuchungen fraglich, inwieweit die Infektion, ob viral oder bakteriell bedingt, für die Schädigung der Atemwege und damit für die Beeinträchtigung von Ventilation und Gaswechsel tatsächlich verantwortlich ist. Wäre die bakterielle Infektion ein bedeutsamer ätiologischer Faktor, so müßten die antibiotische Therapie und Prophylaxe die Zahl der Exazerbationen und den Verlauf dieser Krankheiten, evtl. sogar die Sterblichkeit, stärker beeinflussen als bisher festgestellt. Dies scheint aber nicht der Fall zu sein.

Obwohl den bronchopathogenen Bakterien z. Zt. noch eine wichtige Rolle bei der chronischen Bronchitis zuerkannt wird (Tabelle 4), sind sie als sekundäre Invasoren generell von großer Bedeutung.

Auch die Bedeutung der respiratorischen Viren und der Mykoplasmen als ätiologische Faktoren bei der chronischen Bronchitis bleibt z. Zt. noch relativ umstritten, obwohl diese Erreger die Abwehrleistung der Atemwege ganz zweifellos schädigen. Es gibt viele Hinweise dafür, daß solche Infekte beim Kind tatsächlich am Beginn der chronischen Bronchitis stehen könnten. Daß virale Infekte der Atemwege Wegbereiter bakterieller Infektionen sind, ist zumindest für Influenzaviren positiv entschieden.

Neueren Untersuchungen zufolge treten z. Zt. Coronaviren verstärkt in das Interesse auch der chronischen Bronchitis, wobei hier – wie so oft – die verschiedenen Wirte und Krankheitsbilder zu einer sehr verwirrenden Vielfalt führen (s. Tabelle 3).

Die vielfach noch unbekannten endogenen Faktoren einer chronischen Bronchitis sowie

- das Alter (unklare Altersdisposition),
- das soziale Niveau (Wohngegend),
- das Geschlecht (Männer im mittleren Alter erkranken 2–7mal häufiger als Frauen) und
- eine bronchiale Hyperreaktivität (überproportionale Reizentwicklung)

werden ätiologisch ebenso angenommen wie Sekretionsstörungen (Mukoviszidose) und genetische Defekte. Letzere sind aber letztlich erst dann genauer definierbar, wenn der klinisch noch sehr heterogene Komplex der

Tabelle 5. Exogene Noxen und endogene Faktoren, die in der Ätiologie der chronischen Bronchitis von Bedeutung sind

Exogene Noxen	Endogene Faktoren
Tabakrauch	Geschlecht (männlich > weiblich)
Luftverunreinigung (Stäube, SO_2, NO, O_3 u.a.)	höheres Lebensalter
	α_1-AT-Mangel
berufsbedingte Inhalationsnoxen (Formalin, Isozyanate, Silikate, NH_3 u.a.)	Agammaglobulinämie
	Bronchiektasen
	Mukoviszidose
rezidivierende bronchiale Infekte	

chronischen Atemwegserkrankungen besser aufgegliedert werden kann als bisher. Am besten scheinen z. Zt. noch die Folgen des autosomal-rezessiv vererbten 1-Antitrypsinmangels untersucht zu sein. Proteolytische Enzyme, die u. a. beim Zerfall von Granulozyten entstehen, werden normalerweise durch Antitrypsin inaktiviert. Bei Mangel an Antitrypsin greifen die Proteasen das Lungenparenchym an. Die Schwächung der Alveolenwände und der Bronchioli führt letztlich zum Emphysem (s. Abb. 5).

Fazit der Analyse ätiologischer Faktoren einer chronischen Bronchitis ist – so man diesen Begriff summarisch versteht –, daß für Beginn und Dauer dieser chronischen Erkrankungen sowohl exogene als auch endogene Faktoren offensichtlich gleichermaßen verantwortlich sind. Die Ätiologie ist also multifaktorell, was in Kenntnis der Pathogenese das therapeutische und prophylaktische Handeln bestimmen muß (Tabelle 5).

Pathogenese

Die anatomischen Grundlagen chronischer Atemwegserkrankungen sind mit den oberen, mittleren und kleineren Luftwegen sowie den Azini vorgegeben. Pathophysiologisch geht eine chronische Bronchitis mit einer abrupten oder zunehmenden Zerstörung des mukoziliären Apparates einher. Dadurch fällt zunehmend ein Faktor der bronchialen Selbstreinigung aus. Die Hustenclearance greift kompensierend ein, vorausgesetzt, daß auch genügend Schleim gebildet wurde. Histologisch entspricht der Hypersekretion eine Vermehrung der Becherzellen und eine Hypertrophie der bronchialen Schleimdrüsen, die im Reid-Index ihren Ausdruck findet: Verhältnis der Schleimdrüsen zur Gesamtwandstärke der Schleimhaut bis zum Knorpel der Hauptbronchien. Die Werte betragen normal bis 0,36, bei chronischer Bronchitis 0,4–0,79 und beim Emphysem teilweise durch Atrophie 0,28–0,43 RI.

Hypersekretion, veränderte Zusammensetzung und Viskosität des Bronchialsekretes werden insgesamt als bronchiale Dyskrinie bezeichnet. Die Folge sind erhebliche Beeinträchtigungen der Selbstreinigung des Bronchialsystems. Die Atemphysiologie ist erheblich gestört.

Das chronische Einwirken von Noxen führt zu Hyperämie, Ödemen, Vermehrung der Becherzellen und vor allem auch zu einer Hypertrophie und Hyperplasie der peribronchialen seromukösen Drüsen. Lichtung und Ausführungsgänge der Drüsenazini erweitern sich, die Basalmembran ist verdickt und hyalinisiert, Submukosa und peribronchiales Gewebe fibrosieren. Die Bronchialmuskulatur verliert ihren Tonus, Bronchialwand-Atrophie und Dilatation der Azini sind die Folge. Nekrosen und Ulzerationen können auftreten, Narbenbildungen mit Obstruktionen und Obliterationen im sogenannten kleinen Atmungsbereich folgen, am Ende stehen Destruktionen der Oberflächenepitheln und auch Plattenepithelmetaplasien werden beobachtet.

Die chronische Bronchitis mit ihren rezidivierenden Schüben hat – ganz im Unterschied zur akuten Atemwegserkrankung – letztlich irreparable Schäden an Bronchialschleimhaut und Bronchialbaum insgesamt zur Folge.

Zusammenfassend kann man sagen, daß sich die bronchiale Obstruktion einer chronischen Bronchitis durch drei verschiedene pathogenetische Veränderungen erklären läßt:

- Hyper- und Dyskrinie,
- entzündliche Bronchialwandödeme,
- Bronchospasmus durch Freisetzung bronchokonstriktorischer Mediatoren aus Entzündungszellen (z. B. Histamin, Leukotriene, Prostaglandine etc.).

Die entzündlichen Veränderungen des Bronchialepithels wie die Basalzellhyperplasie, die Becherzellmetaplasie und die Infiltration der Submukosa mit Granulozyten und mononuklären Entzündungszellen sind vermutlich nicht typisch für die chronische Bronchitis. Allein die Hypertrophie und Hyperplasie der tracheobronchialen Drüsen dürften histopathologisch das verläßlichste Merkmal dieser Krankheit sein.

Die fehlenden Transport- und Reinigungsfunktionen sind somit die meisten pathogenetischen Fehlstörungen, wobei bezüglich der ätiologisch bedingten klinischen Unterschiede der chronischen Bronchitis zahlreiche Überlappungen existieren, so daß man gegenwärtig von einer weiteren pathologisch-histologischen Differenzierung absieht.

Immunpathologische Befunde

Bezüglich des Stellenwertes von Immunparametern bei chronischer Bronchitis bahnt sich z. Zt. an, daß ihre Bedeutung zumindest bei der Pathogenese ständig differenzierter erkannt wird.

Es ist bereits im Zusammenhang mit einem α_1-Antitrypsinmangel auf eine reduzierte Zytotoxizität und auf eine reduzierte NK-Zell-Aktivität aufmerksam gemacht worden, anderseits fand man aber auch zusätzlich erhöhte C3-, C5- und Faktor-B-Werte (Komplementfaktoren). IgA- und IgE-Werte waren ebenso wie C4 erniedrigt.

Die Makrophagen zeigten eine reduzierte Elastase-Bildung, die Chemolumineszenz war erhöht, die DTH muß als kontrovers eingeschätzt werden.

Die proteolytischen Fermente im Bronchialschleim, vorwiegend aus zerstörten Granulozyten im Entzündungsgebiet stammend, werden im Bronchialbereich durch schleimhautspezifische Inhibitoren gegen Trypsin, Chymotrypsin und Leukozytenprotease gehemmt. Bei obstruktiven Lungenerkrankungen ist dieser Mechanismus zugunsten freier Proteasen gestört. Humorale Inhibitoren wirken demgegenüber bevorzugt im Alveolarraum.

Im eigenen Arbeitskreis wurden bereits vor Jahren zur gestellten Thematik 161 Sekretproben von 63 Kindern mit chronischer Bronchitis untersucht. Die Immunglobuline IgA, slgA, IgM, Albumin, Lysozym, α_1-Antitrypsin, α_2-Makroglobulin, Haptoglobin und α_1s saures-Glykoprotein wurden bestimmt, von klinischem Aussagewert erwiesen sich reduzierte IgA-, Transferrin- und Lysozym-Werte.

Die aktuellen immunologischen Untersuchungen konzentrieren sich bei der chronischen Bronchitis z. Zt. auf In-situ-Nachweise der Expression von Zyto- und Chemokinen (IL6, IL12, RANTES u. a.). Es zeigte sich zum Beispiel, daß IL12 ein Kostimulator der Antigen-spezifischen Reaktion von T-Helfer-Zellen (Th_1) ist. IL6 dürfte multifunktional zu verstehen sein, obwohl es wie zum Beispiel IL1 und TNF letztlich zu den inflammatorischen Zytokinen gehört. RANTES wird als Chemoattraktant verstanden.

Wie bezüglich der viralen Ätiologie bei der akuten Bronchitis bzw. der Stimulatorfunktion bei der chronischen Bronchitis Virusrezeptoren pathogenetische und therapeutische Studienmodelle sind, so sind es aus immunologischer Sicht die Leukotriene, Stickoxide, reaktive Sauerstoff-Intermediärfaktoren (ROIs), die immunpathogenetisch das Bild der chronischen Bronchitis aufhellen sollen. Die Unspezifität ist allerdings bisher nicht auflösbar und auf speziellen Faktoren präzisierbar – eine der wichtigsten Einschätzungen auch für die Therapie der chronischen Bronchitis.

Vieles ist angesichts der Unspezifität der ätiopathogenetischen Faktoren bei der chronischen Bronchitis wissenschaftlich noch offen und präzisierungsbedürftig – dies um so mehr, da die chronische Bronchitis in Deutschland und darüber hinaus weltweit zu den dringend behandlungsbedürftigen Volkskrankheiten gehört.

Die Forschungsfelder der molekularen Medizin müssen für die Marker zur Differenzierung von Zellen entzündlicher Reaktionen, für die Charakterisierung von Matrix-Metall-Proteinen und ihrer Inhibition, für Porine und akute Phase-Proteine, für Endothelzellen und ihre Liganden, für die differenzierte Bewertung von Nekrose und Apoptose und deren Modulation, für den Feedback- und Amplifikationsweg der Zyto- und Chemokine auch aus Sicht der Lungenerkrankungen dringend bearbeitet werden.

Zusammenfassung

Unter Bronchitis versteht man eine entzündliche Erkrankung der Bronchialschleimhaut. Eine ***akute Bronchitis*** ist eine reversible Entzündung des

Tracheobronchialbaumes, die sich im allgemeinen nicht weiter ausbreitet und ohne bleibende Schäden wieder selbständig ausheilt/ausheilen kann. Infektionen, vor allem virusbedingte, sowie thermische, chemische und allergische Noxen spielen ätiologisch eine dominante Rolle. Eine sogenannte einfache Erkältung (ARE) ist klinisch oft ähnlich. Eine spezielle antivirale Therapie gibt es bekanntermaßen nicht.

Es muß auf einen ***Circulus vitiosus*** hingewiesen werden, der sich aus einer akuten Bronchitis heraus entwickeln kann: Die ätiologisch dominanten Viren können mit der Schleimhaut interagieren, was eine Verminderung der Zilienschlagfrequenz und eine Schädigung oder gar den Verlust der Zilien des respiratorischen Epithels zur Folge haben kann. Bakterielle Superinfektionen können nachfolgend eintreten. In Verbindung mit endogenen Faktoren und weiteren exogenen Noxen ist der Übergang zur Chronizität der Bronchitis leicht möglich.

Die ***chronische Bronchitis*** ist eine chronische Entzündung des Tracheobronchialbaumes mit rezidivierendem Husten und Auswurf. Eine solche Erkrankung liegt lt. WHO dann vor, wenn die Erscheinungen einer Bronchitis – Husten und Auswurf – mindestens in einer Zeitspanne von drei Monaten in zwei aufeinanderfolgenden Jahren auftreten.

Pathologisch-anatomisch findet man bei einer chronischen Bronchitis eine Vermehrung der Becherzellen im bronchialen Oberflächenepithel sowie eine Hypertrophie bzw. Hyperplasie der peribronchialen seromukösen Drüsen. Die Lichtung der Drüsenazini und die Ausführungsgänge sind erweitert, die Bronchialwand ist entzündlich infiltriert. Nekrosen und Ulzerationen werden beobachtet, auch die Funktion der Flimmerepithelien ist gestört; am Ende kommt es zur Ausbildung irreversibler Plattenepithelmetaplasien. Hyper- und Dyskrinie sind die Folge. Zusammen mit dem entzündlichen Bronchialwandödem und durch die Freisetzung bronchokonstrikter Mediatoren bedingt, steht am Ende der chronischen Bronchitis eine Obstruktion, deren Schweregrad letztlich die Prognose der Erkrankung bestimmt.

Die chronische Bronchitis ist ganz sicher polyätiologisch zu verstehen und beruht sowohl auf exogenen Noxen als auch auf ***endogenen Faktoren.*** Als exogene Faktoren kommen vor allem Tabakrauch sowie Luftverunreinigungen, Inhalationsnoxen und rezidivierende Infektionen in Frage. Hinsichtlich der Bedeutung von Infektionen für die Exazerbation einer chronischen Bronchitis ist man z. Zt. zurückhaltend. In mechanischen Eliminationsmechanismen (Transport, Drainage etc.) und in verschiedenen Immunparametern und deren Zusammenspiel sieht man entscheidende Faktoren, welche die Ätiopathogenese einer chronischen Bronchitis entscheidend beeinflussen.

Die Grundpfeiler einer wirksamen ***Therapie*** der chronischen Bronchitis leiten sich aus der insgesamt unspezifischen Ätiopathogenese ab. Dazu gehört nach wie vor die Anwendung von Sekretolytika, Sekretomotorika und Mukolytika. Die Beseitigung der Bronchokonstriktion und die Förderung der Expektoration sind die auch aus ätiopathogenetischer Sicht wichtigen Therapieziele.

Angesichts der Bedeutung der Bronchitis – sowohl ihrer akuten als auch chronischen Verlaufsformen – erscheint es dringend geboten, die Forschungsfelder der molekularen Medizin dieser Volkskrankheit zu öffnen, wobei das Problem der Chronizität von generellem medizinischen Interesse ist.

Literatur

1. Cherniack NS (1991) Chronic obstructive pulmonary diseases. WB Saunders, Philadelphia
2. Deutsche Liga zur Bekämpfung der Atemwegserkrankungen e.V. (1995) Obstruktive Atemwegserkrankungen Asthma, Bronchitis, Emphysem. programmed Verlag GmbH
3. Ecomed (1989) Chronisch-obstruktive Lungenerkrankungen. Gesamtdarstellung der Medizin, Scientific American
4. Gross R, Schölmerich P, Gerok W (1996) Die Innere Medizin. Schattauer Stuttgart, New York
5. Hornbostel H, Kaufmann W, Siegenthaler W (1984) Innere Medizin in Praxis und Klinik. Georg Thieme Verlag, Stuttgart
6. Köhler D, Vastag E (1991) Bronchiale Clearance. Pneumologie 45: 314–332
7. Konietzko N (1995) Bronchitis. Urban & Schwarzenberg, Wien
8. Mclntosh K, Halonen P, Russkanen O. Report of a workshop on resiratory viral infections: epidemiology, diagnosis, treatment and prevention. Clinical Infect Dis 16: 151–164
9. Mees K (1996) Die unspezifische Rhino-Sinusitis. Springer, Heidelberg Berlin New York

10. Meister, R.: Luftschadstoffe als Auslöser oder Ursache von Hyperreagibilität und Asthma? In: G. Schultze-Werningshaus, M. Debelić (Hrsg.): Asthma. Grundlagen-Diagnostik-Therapie. S. 177-190. Springer, Berlin-Heidelberg-New York 1988
11. Netter FH (1982) Farbtafeln der Medizin. Bd.4: Atmungsorgane. Georg Thieme Verlag, Stuttgart
12. Stelzner A, Lehnert U, Groh A (1988) Vergleichende Bronchialsekretuntersuchungen bei Kindern mit chronisch nicht tuberkulösen Lungenerkrankungen, 1.–3. Mitteilung. Allergie Immunol 34: 73–108
13. Stelzner A (1999) Pflanzliche Mukopharmaka in der Therapie der (akuten und) chronischen Bronchitis. Therapie aktuell SH1/1999: 22-24

Myrtol standardisiert in der Therapie und zur Prävention der akuten Exazerbation bei chronischer Bronchitis – eine Plazebo-kontrollierte Doppelblindstudie

Rolf Meister, Thomas Wittig, Norbert Beuscher, Christian de Mey,
stellvertretend für die Gruppe der Studienprüfärzte

Chronische Bronchitis – Definition, Pathogenese und Pathophysiologie

Eine chronische Bronchitis liegt dann vor, wenn Husten und Auswurf über mindestens drei Monate in mindestens zwei aufeinanderfolgenden Jahren bestehen (MRC-Definition). Schätzungen zufolge sind in Deutschland mehr als 5 Mio. Menschen an chronischer Bronchitis erkrankt (Nowak 1995). Die Erkrankungshäufigkeit nimmt mit dem Lebensalter signifikant zu. Somit liegt der Morbiditätsgipfel in der 2. Lebenshälfte. Wichtigste Einzelursache der chronischen Bronchitis ist das inhalative Zigarettenrauchen. Allerdings erkrankt nur etwa jeder zweite Raucher an einer chronischen Bronchitis, was auf die Bedeutung genetischer Kofaktoren hinweist. Bei langjährigem Einwirken der inhalativen Noxe entwickelt sich bei 15–20 % der Zigarettenraucher eine chronisch-obstruktive Bronchitis, häufig in Verbindung mit einem mehr oder minder ausgeprägten Lungenemphysem. Kennzeichnend ist die chronische, nicht oder nicht vollständig reversible Atemwegsobstruktion mit progredientem Verlauf. Bei zusätzlich sich entwickelndem Lungenemphysem hat sich der erweiterte Begriff der chronisch-obstruktiven Lungenerkrankung (COPD = „chronic obstructive pulmonary disease") international durchgesetzt (Celli et al. 1995).

Kennzeichnend für die ***einfache (= nicht obstruktive) Bronchitis*** sind Husten und Auswurf, wobei häufig Hypersekretion mit Dyskrinie kombiniert ist. Die Veränderungen des Mukus und eine gestörte Zilienfunktion des Flimmerepithels – was vor allem für die Raucher gilt – beeinträchtigen die mukoziliäre Clearance, fördern die Mukostase und damit die bronchiale Infektion. Bei langzeitiger Tabakrauchexposition ändert sich auch das histomorphologische Bild der Schleimhaut (Wright et al. 1988). Es kommt zur Zerstörung von Zilien, Vermehrung der Becherzellen, Hypertrophie und Hyperplasie der submukösen Drüsen, zur peribronchialen Fibrose und zu Plattenepithelmetaplasien sowie zu Permeabilitätsstörungen des Epithels. Im Lungengewebe tragen die Belastungen durch Oxidantien und Proteasen – bedingt durch Tabakrauchinhalation und Entzündung – zur Zerstörung der Alveolararchitektur und damit zur Entwicklung des Lungenemphysems bei.

Leitsymptom der ***chronisch-obstruktiven Bronchitis*** ist die Belastungsdyspnoe (Mahler et al. 1992) als Folge der erhöhten Atemarbeit, die zur Überwindung der Bronchialobstruktion erforderlich ist. Im Spätstadium treten eine Diffusionsstörung infolge der emphysembedingten Reduktion der respiratorischen Oberfläche, eine pulmonale Hypertonie und eine zunehmende Schwäche der Atempumpe komplizierend hinzu. Im Stadium der respiratorischen Globalinsuffizienz (arterielle Hypoxämie und Hyperkapnie) besteht in der Regel ein chronisches Cor pulmonale, das einen wesentlichen Anteil an der verkürzten Lebenserwartung der Erkrankten hat.

Die akute Exazerbation der chronischen Bronchitis – eine häufige Komplikation

Eine häufige Komplikation der chronischen Bronchitits ist die akute Exazerbation, der ursächlich zumeist ein Infekt zugrunde liegt (Murphy und Sethi 1992). Aus diesem Grund besteht auch eine deutliche jahreszeitliche Schwankung der Morbidität mit signifikanter Häufigkeitszunahme der Exazerbationsrate während der infektreichen Wintermonate. Die Sommermonate verlaufen dagegen häufig exazerbationsfrei. Wichtigste bakterielle Erreger in der Reihenfolge der Häufigkeit sind Haemophilus influenzae, Streptococcus pneumoniae und Moraxella catarrhalis. Nicht selten geht der bakteriellen eine virale Infektion voraus.

Der Diagnose einer akuten Exazerbation der chronischen Bronchitis liegen keine einheitlichen Kriterien zugrunde. Im klinischen Sprachgebrauch wird unter Exazerbation eine akute Verschlechterung des Allgemeinbefindens mit Vorliegen eines oder mehrerer der folgenden Symptome verstanden: Zunahme des Hustens, der Sputummenge und -purulenz, der Dyspnoe und der obstruktiven Atemgeräusche, aber auch fakultativ Fieber und Zeichen des Infekts der oberen Atemwege einschließlich humoraler Entzündungszeichen (Ewig et al. 1997; Allegra et al. 1996).

Eine differenziertere Definition liefern die sogenannten Winnipeg-Kriterien von Anthonisen und Mitarbeitern (1987). Die Autoren sprechen von einer ***Typ-1-Exazerbation*** bei Zunahme der Sputummenge oder Sputumpurulenz oder Dyspnoe, von ***Typ-2-Exazerbation*** bei 2 von den 3 genannten Symptomen und von ***Typ-3-Exazerbation*** bei Vorliegen eines dieser Symptome und zusätzlich mindestens eines weiteren Symptoms wie Infekt der oberen Atemwege, Fieber, Zunahme der Obstruktion, des Hustens oder der Atemfrequenz/Herzfrequenz um mindestens 20 % gegenüber dem Ausgangsbefund im stabilen Zustand.

Allgemeine Therapie der chronischen Bronchitis

Die Therapie der chronischen Bronchitis besteht zunächst im Ausschalten der auslösenden inhalativen Noxe. Ziele der medikamentösen Behandlung sind die Besserung der Atemwegsobstruktion, die Linderung von Husten und Auswurf, die Verbesserung der Lebensqualität sowie die Vermeidung bzw. rasche Kontrolle von Exazerbationen (Deutsche Liga zur Bekämpfung von Atemwegserkrankungen 1988).

Verschiedene national und international abgestimmte Therapierichtlinien empfehlen den Einsatz von Bronchodilatatoren sowie gegebenenfalls die befristete Gabe von Antibiotika und/oder Glukokortikoiden je nach Schweregrad und vorherrschender Symptomatik (Deutsche Liga zur Bekämpfung von Atemwegserkrankungen 1988; Wettengel et al. 1995; Celli et al. 1995; Siafakas et al. 1995). Mukolytika bzw. Mukopharmaka werden – neben Antibiotika – bevorzugt im Falle einer akuten Exazerbation eingesetzt.

Therapeutischer Stellenwert der Mukopharmaka bei chronischer Bronchitis

Gemäß den Therapieempfehlungen der „Deutschen Atemwegsliga“ soll die Indikation zum Einsatz von Mukopharmaka kritisch gestellt werden und sich an der Klinik orientieren (Wettengel et al. 1995). Inzwischen ist aus mehreren Langzeitstudien bekannt, daß N-Acetylcystein und Ambroxol den Krankheitsverlauf der chronischen Bronchitis beim Einsatz während der Wintermonate günstig beeinflußen können (Boman et al 1983; British Thoracic Society Research Committee 1985; Cegla 1988; Grassi und Morandini 1976; Hansen et al. 1994; Meister 1986; Multicenter Study Group 1980; Olivieri 1987; Parr und Huitson 1987; Rasmussen und Gelnnow 1988). In einer doppelblinden, Plazebo-kontrollierten deutschen Multicenter-Studie bei Patienten mit chronischer Bronchitis wurde gezeigt, daß die Therapie mit N-Acetylcystein Retardtabletten als Monotherapie (28 % der Patienten) oder als „add-on" zur Basistherapie der chonischen Bronchitis (72 % der Patienten) die Exazerbationsrate um 24 % während eines Behandlungszeitraums von 6 Monaten senkt (Meister 1986). Die meisten Exazerbationen waren während des 3. bis 5. Behandlungsmonats zu verzeichnen, was dem Winterzeitraum von Dezember 1984 bis Februar/März 1985 entsprach. In der sog. „National Mucolytic Study", einer weiteren Plazebo-kontrollierten Doppelblindstudie aus den USA (n = 361 Patienten) mit jodiertem Glycerol (Organidin), wurde ebenfalls nachgewiesen, daß die Mukolytikum-Gabe als zusätzliche Therapie bereits bei einer Behandlungsdauer von 8 Wochen (60 mg 4mal täglich) die Symptomatik der chronischen Bronchitis verbessert (Petty 1990; Morgan und Petty 1990). Eine weitere Langzeitstudie belegt, daß auch die regelmäßige Einnahme von Ambroxol während der Winterzeit protektiv gegenüber Exazerbationen wirkt (Olivieri et al. 1987).

Plazebo-kontrollierte klinische Doppelblindstudie mit Myrtol standardisiert

In Deutschland wird das Phytopharmakon Myrtol standardisiert (Gelomyrtol®[1] forte) seit vielen Jahren mit klinischem Erfolg in der sekretomukolytischen Behandlung der chronischen Bronchitis und Sinusitis eingesetzt.

[1] Myrtol standardisiert ist der Wirkstoff von Gelomyrtol® forte. Jede Kapsel enthält 300 mg Myrtol standardisiert mit mindestens: 75 mg 1,8-Cineol, 75 mg δ-Limonen und 20 mg α-Pinen. Hersteller: G. Pohl-Boskamp GmbH & Co., Hohenlockstedt

Myrtol standardisiert ist ein definiertes Naturprodukt aus ätherischem Öl, das durch Destillation gewonnen wird und 1,8-Cineol, δ-Limonen und α-Pinen als Hauptkomponenten in einem standardisierten Verhältnis beinhaltet. Von Myrtol standardisiert liegen ausführliche präklinische und klinische Untersuchungen vor. Nach oraler Einnahme der magensaftresistenten Kapseln werden die Inhaltsstoffe aus dem Dünndarm absorbiert und zum größten Teil wieder über die Atemwege ausgeschieden (Bioverfügbarkeit > 95 %; Zimmermann et al. 1995). Die Präsenz des Wirkstoffs in den Atemwegen erleichtert die Expektoration des Mukus und fördert die mukoziliäre Clearance (Behrbohm 1995; Dorow et al. 1987). Darüber hinaus besitzt Myrtol standardisiert nach den Ergebnissen neuerer In-vitro-Untersuchungen (Juergens et al. 1998) antimikrobielle, antioxidative und antientzündliche Wirkungen.

Klinische Studien bestätigen die Wirksamkeit von Myrtol standardisiert bei akuter Sinusitis (Federspil et al. 1997). Auch Patienten mit chronischer Bronchitis profitieren von der Therapie. Die Ergebnisse einer Plazebo-kontrollierten Doppelblindstudie belegen, daß Myrtol standardisiert bei der Therapie akuter Exazerbationen die Symptomatik und deren Intensität zu bessern vermag (Ulmer und Schött 1991).

Basierend auf diesen Ergebnissen wurde in der vorliegenden Studie untersucht, ob die Langzeittherapie mit Myrtol standardisiert zu einer Besserung der bronchialen Symptome und zu einer Senkung der winterlichen Exazerbationsrate führt – ähnlich wie dies für N-Acetylcystein und Ambroxol in vorausgegangenen Studien gezeigt werden konnte (Boman et al 1983; British Thoracic Society Research Committee 1985; Cegla 1988; Grassi und Morandini 1976; Hansen et al. 1994; Meister 1986; Multicenter Study Group 1980; Olivieri 1987; Parr und Huitson 1987; Rasmussen und Gelnnow 1988).

Patientengut und Methodik

Studiendesign und Ablauf

Vor Studienbeginn wurden folgende Daten bzw. Untersuchungsergebnisse und bestimmte anamnestische Auskünfte von jedem Patienten erhoben, um den Ausgangszustand zu beschreiben und die Eignung zur Studienteilnahme festzustellen: Alter, Größe, Körpergewicht, Rauch- und Trinkgewohnheiten, Angaben zur medizinischen Vorgeschichte (bisherige Erkrankungen, derzeitige Medikation, mögliche vorausgegangene Studienteilnahmen), körperlicher Untersuchungsbefund, spirometrische Messung der exspiratorischen Sekundenkapazität (FEV_1) und orientierende Laborbefunde (Blutbild und klinische Chemie, Urinstatus). Geeignete Patienten erhielten randomisiert in parallelen Gruppen entweder 300 mg Myrtol standardisiert oder Plazebo-Kapseln gleichen Aussehens dreimal täglich für die Dauer von 6 Monaten. Bei den monatlichen Visiten wurden das Allgemeinbefinden (einschließlich Exazerbationen) während des Vormonats, die Therapietreue, Begleitmedikationen (einschließlich eventueller Behandlungen mit Antibiotika) und unerwünschte Ereignisse erfaßt. Die Studienteilnehmer dokumentierten täglich in einem Patiententagebuch die Hustenhäufigkeit, Sputummenge und das Abhustevermögen anhand einer visuellen Analogskala (VAS) und beurteilten monatlich die Wirksamkeit und Verträglichkeit der Behandlung. Nach der letzten körperlichen Untersuchung einschließlich Laborkontrollen beim Prüfarzt wurde die Studienteilnahme formal abgeschlossen.

Das Ereignis einer akuten Bronchitisexazerbation wurde anamnestisch/klinisch definiert durch neu aufgetretenes oder erheblich vermehrtes mukopurulentes oder purulentes Sputum und Husten *plus* mindestens eines der folgenden Symptome: erhöhte Sputumzähigkeit, erschwertes Abhustevermögen, Atemnot, Beeinträchtigung des Allgemeinbefindens, Erkältungssymptome, Körpertemperatur >38,0 °C (Anthonisen et al. 1987; Boman et al. 1983; Ewig et al. 1997; Meister 1986; Rasmussen und Gelnnow 1988).

Nur Exazerbationen, zwischen denen mindestens zwei symptomfreie Wochen lagen, wurden von den Prüfärzten als getrennte Schübe bewertet. Da eine prophylaktische Wirkung von Myrtol standardisiert erst nach einigen Tagen zu erwarten ist, wurde eine akute Exazerbation erst ab dem 7. Behandlungstag nach Einleitung der Therapie mit Verum bzw. Plazebo berücksichtigt. Falls eine Begleittherapie der chronischen Bronchitis erforderlich war, erfolgte diese nach den Empfehlungen der Deutschen Atemwegsliga.

Prüfzentren

Die Studie wurde multizentrisch in 19 Zentren (6 Pneumologen, 7 Internisten und 6 Ärzte für Allgemeinmedizin) über einen Therapiezeitraum von 6 Monaten (Wintersaison 1994/95) durchgeführt.

Wissenschaftliche Methoden

Die Studie entsprach den aktuellen GCP-Standards (Deklaration von Helsinki, internationale und EG-Empfehlungen zur ordnungsgemäßen Durchführung klinischer Prüfungen und AMG). Von jedem Patienten mußte vor Studienbeginn die schriftliche Einverständniserklärung vorliegen, nachdem die Aufklärung über Bedeutung, Wesen und Risiken der Studie schriftlich und mündlich erfolgt war. Bezüglich der Einnahme der Prüfmedikation waren Patienten und Prüfärzte verblindet.

Die wissenschaftliche Basis des Studienkonzeptes wurde in üblicher Weise statistisch gestützt. Der Ausgangszustand der Patienten in beiden Behandlungsgruppen mußte vergleichbar sein. Das primäre Zielkriterium – die Exazerbationsrate – stand vor Auswertung der Studiendaten fest und wurde explorativ ausgewertet. Dabei wurden Zentrumsinhomogenitäten berücksichtigt. Die sekundären Zielkriterien (Allgemeinbefinden, Beeinträchtigung durch Husten/Auswurf und generelle Beurteilung der Wirksamkeit) wurden positiv und negativ kategorisiert und ebenfalls explorativ ausgewertet. Ähnliche explorative Analysen wurden für die Behandlung mit Antibiotika durchgeführt (Behandlungskategorien ≤ 7 Tage/> 7 Tage, festgelegt für Antibiotika, die ausschließlich gegen Exazerbationen eingesetzt wurden).

Charakterisierung der Patienten

Voraussetzung für die Studienteilnahme war die anamnestisch gesicherte chronische Bronchitis (gemäß der MRC-Definition) mit mindestens einer Exazerbation innerhalb des vorausgegangenen Winters. Patienten, die bereits im Laufe ihrer Erkrankung jemals mit Myrtol standardisiert behandelt worden waren, wurden ausgeschlossen. Falls erforderlich, sollte die Begleittherapie dem zum Studienzeitpunkt gültigen Stufentherapieschema der Deutschen Atemwegsliga entsprechen (Deutsche Liga zur Bekämpfung von Atemwegserkrankungen 1988) und während des Studienverlaufs konstant eingenommen werden. Das spirometrisch ermittelte FEV_1 sollte 50 % des Sollwertes (ohne vorherige Anwendung von Bronchodilatatoren) nicht unterschreiten.

Die zusätzliche Therapie mit anderen Mukopharmaka (Sekretolytika/Mukolytika) war nicht erlaubt. Die Patienten durften nur im exazerbationsfreien Intervall aufgenommen werden (bei Studienbeginn sowie zwei Monate davor keine Antibiotikatherapie). Patienten mit Ulcus pepticum, bekannter Überempfindlichkeit gegenüber ätherischen Ölen, Neoplasien und anderen schwerwiegenden Begleiterkrankungen, Schwangerschaft und Stillzeit wurden ebenfalls nicht in die Studie eingeschlossen.

Ergebnisse

Patientenkollektiv

272 Patienten wurden in die Studie aufgenommen und 260 Patienten hatten die Studienmedikation mindestens einmal eingenommen. Insgesamt 246 Patienten (Myrtol standardisiert: n = 122, Plazebo: n = 124) erhielten die Studienmedikation für den Zeitraum von mindestens einem Monat („Intent-to-treat-Population", ITT). Die Daten von 215 Patienten (Myrtol standardisiert: n = 110, Plazebo: n = 105) konnten hinsichtlich der Wirksamkeit (Exazerbationsrate, Antibiotikabedarf, Symptome-Scores und Lebensqualität) am Ende der protokoll-definierten Behandlungsdauer von 6 Monaten ausgewertet werden („Per-protocol-Population", PP).

Tabelle 1. Abbruchgründe (Mehrfachnennung möglich)

Abbruchgründe	Myrtol stand.	Plazebo	Gesamt
Unerwünschte Ereignisse	8	10	18
Wunsch des Patienten	4	4	8
Mangelnde Kooperation	2	0	2
Andere Gründe	10	14	24
Administrative Gründe	4	5	9
Pat. nicht mehr erschienen	4	2	6

Die insgesamt 42 Patienten (16 %), die die Studie vorzeitig beendeten, verteilten sich gleichermaßen auf die beiden Behandlungsgruppen (Tabelle 1). Unerwünschte Ereignisse führten bei acht Myrtol-standardisiert-behandelten Patienten und bei zehn mit Plazebo behandelten Patienten zu einem Studienabbruch. Ein Patient unter Myrtol standardisiert und zwei unter Plazebo brachen die Studie aufgrund mangelnder Wirksamkeit ab.

Die Auswertungen zur Vergleichbarkeit der beiden Behandlungsgruppen zeigten keine relevanten Ausgangsunterschiede in Bezug auf demographische Daten und FEV_1 (Tabelle 2), Rauchgewohnheiten (Tabelle 3), Vitalparameter, Vorgeschichte und Begleiterkrankungen. Die Größe der Männer betrug 174,8 ± 5,9 cm und 173,0 ± 6,7 cm (Myrtol standardisiert bzw. Plazebo), während die Frauen 163,8 ± 7,1 cm (Myrtol standardisiert) oder 162,9 ± 6,3 cm (Plazebo) groß waren (ITT-Population). Das Gewicht der Männer lag in der Myrtol standardisiert-Gruppe bei 80,9 ± 11,6 kg und in der Plazebo-Gruppe bei 78,3 ± 12,6 kg; die Frauen wogen 69,5 ± 11,1 kg (Myrtol standardisiert) oder 66,6 ± 11,6 kg (Plazebo; ITT-Population). Sowohl für Männer als auch für Frauen war die ethnische Zugehörigkeit fast ausschließlich weiß (97,5 % bzw. 95,1 % bei Myrtol standardisiert bzw. Plazebo in der ITT-Population).

Die Verteilung der Rauchgewohnheiten war für beide Populationen nahezu identisch, wobei ein etwas höherer Anteil von Rauchern in der Myrtol-standardisiert-Gruppe zu verzeichnen war (Tabelle 3).

Tabelle 2. Studienpopulation (x ± SD; ITT-Population)

	Myrtol standardisiert	Plazebo
Alter (Jahre)		
Männer	61,4 ± 10,8	62,6 ± 14,7
Frauen	52,5 ± 14,4	54,7 ± 17,1
Geschlecht (n [%])		
Männer	58 (47,5 %)	51 (41,1 %)
Frauen	64 (52,5 %)	73 (58,9 %)
FEV_1 (% des Sollwertes)		
Männer	75,1 ± 18,6	72,9 ± 14,9
Frauen	79,7 ± 20,1	83,7 ± 24,9

Tabelle 3. Nikotinkonsum (ITT-Population)

Rauchgewohnheiten	Myrtol stand.	Plazebo	Gesamt
Raucher (n [%])	44 (36 %)	37 (30 %)	81 (33 %)
Ex-Raucher (n [%])	26 (21 %)	28 (23 %)	54 (22 %)
Nichtraucher (n [%])	52 (43 %)	59 (48 %)	111 (45 %)

Insgesamt bestand bei ca. 70 % der Patienten die chronische Bronchitis seit mehreren Jahren (bis zu 10 Jahren), bei ca. 7 % seit über 30 Jahren. Für beide Behandlungsgruppen konnte kein relevanter Unterschied in der Erkrankungsdauer der chronischen Bronchitis festgestellt werden.

Hinsichtlich der Begleitmedikation waren die Behandlungsgruppen vergleichbar. Die Patienten erhielten jedoch sowohl in der Verum- als auch in der Plazebo-Gruppe eine unterschiedliche Basistherapie der chronischen Bronchitis in Abhängigkeit von der Spezialisierung der behandelnden Ärzte. Je nach Spezialisierung der Prüfärzte wurden 3 Untergruppen gebildet. Die so gebildeten Patientenkollektive unterschieden sich in der Größe nur wenig. 79 Patienten wurden von Pneumologen (Untergruppe 1), 90 Patienten von Internisten (Untergruppe 2) und 77 Patienten von Ärzten für Allgemein-

Tabelle 4. Begleittherapie der chronischen Bronchitis in den verschiedenen Ärztegruppen (ITT-Population)

	Keine Therapie	Stufentherapieschema Stufe 1	Stufe 2	Stufe 3*	Stufe 4	Andere Therapie
Pneumologen						
Myrtol stand.	7 (18%)	3 (8%)	10 (26%)	5 (13%)	9 (24%)	4 (11%)
Plazebo	10 (24%)	8 (20%)	8 (20%)	5 (12%)	9 (22%)	1 (2%)
Gesamt	17 (21%)	11 (14%)	18 (23%)	10 (13%)	18 (23%)	5 (6%)
Internisten und Allgemeinmediziner						
Myrtol stand.	49 (58%)	15 (18%)	14 (17%)	4 (5%)	0 (%0)	2 (2%)
Plazebo	50 (60%)	13 (16%)	10 (12%)	7 (8%)	0 (0%)	3 (4%)
Gesamt	99 (59%)	28 (17%)	24 (14%)	11 (7%)	0 (0%)	5 (3%)

* In der Stufe 3 sind auch Patienten eingeschlossen, die ein Parasympathikolytikum erhielten.

medizin betreut (Untergruppe 3). Die Gruppenzuordnung war – wie sich zeigte – für die Analyse der Wirksamkeitsdaten von Bedeutung (s. dort). 79 % der Patienten aus der Untergruppe 1 erhielten eine zumeist mehrgleisige bronchiale Begleittherapie verglichen mit 41 % der Patienten aus den Untergruppen 2 und 3. Internisten und Ärzte für Allgemeinmedizin wiesen keine Patienten auf, die nach Stufe IV des Stufenschemas der Deutschen Atemwegsliga (1988) behandelt wurden, während 23 % der von Pneumologen behandelten Patienten eine Behandlung nach Stufe IV erhielten.

Die Art der medikamentösen Begleittherapie war in beiden Behandlungsgruppen (Verum vs. Plazebo) vergleichbar, wie aus der Zusammenstellung in Tabelle 4 hervorgeht.

Wirksamkeitsbeurteilung

Exazerbationen

Die Rate der exazerbationsfreien Patienten betrug während der 6monatigen Beobachtungsphase in der Plazebogruppe 53,3 % (56/105). Sie lag in der Verumgruppe (Myrtol standardisiert) mit 71,8 % (79/110) signifikant höher („Per-protocol-Population", $p<0{,}01$) (Abb. 1a, b). Annähernd gleichlautende Ergebnisse zeigten sich in der „ITT- Population", in der 58 % (72/124) der Patienten mit Plazebotherapie ohne Exazerbation blieben und 73 % (89/122) der mit Myrtol standardisiert behandelten Patienten ($p<0{,}05$).

Das zeitliche Auftreten der akuten Exazerbationen über die Studiendauer zeigte in der Plazebo-Gruppe einen ausgeprägten Gipfel im dritten Behandlungsmonat, der in der Verum-Gruppe unter der Behandlung mit Myrtol standardisiert nicht vorhanden war .

Die Rate der exazerbationsfreien Patienten war in der Myrtol-Gruppe weitgehend unabhängig von der Spezialisierung der Prüfärzte und rangierte hier zwischen 74 % (Pneumologen) und 69 % (Allgemeinmediziner). Dagegen bestand ein deutlicher Unterschied in der Plazebo-Gruppe zwischen Patienten, die von Pneumologen oder Allgemeinmedizinern behandelt wurden. Hier betrug die Rate der exazerbationsfreien Patienten bei den Pneumologen 69 % und bei den Allgemeinmedizinern nur 29 % (Tabelle 5). Weitergehende Analysen bestätigen einen Zentrumseffekt, der sich in einem deutlichen Unterschied der Begleitmedikation widerspiegelt. Wie schon erwähnt, wur-

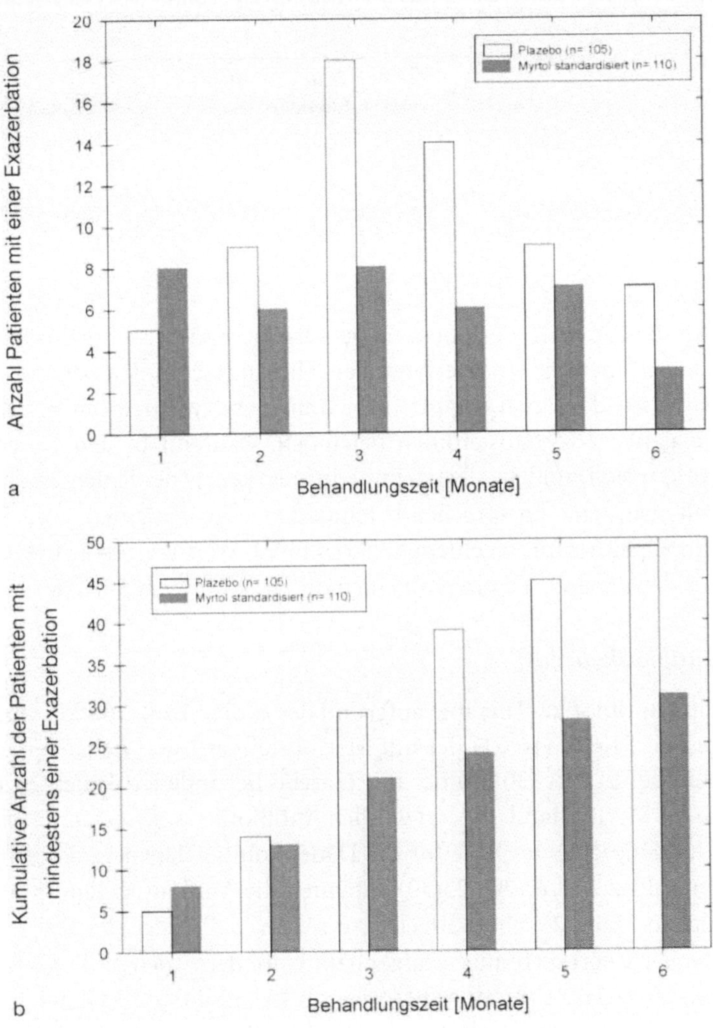

Abb. 1a, b. *a* Anzahl der Patienten mit Exazerbationen pro Monat während der 6monatigen Behandlungszeit mit Myrtol standardisiert oder Plazebo („Per-protocol-Population"). *b* Kumulative Anzahl der Patienten mit mindestens einer akuten Exazerbation während der 6monatigen Behandlungszeit in der Myrtol standardisiert- und der Plazebo-Gruppe („Per-protocol-Population", $p < 0{,}01$ für den Behandlungseffekt nach dem dritten Behandlungsmonat)

Tabelle 5. Rate exazerbationsfreier Patienten in den verschiedenen Ärztegruppen (PP-Population)

	Keine akute Exazerbation Myrtol standarisiert	Plazebo
Pneumologen	26 (74 %)	25 (69 %)
Internisten	28 (72 %)	21 (60 %)
Allgemeinmediziner	25 (69 %)	10 (29 %)

den die Patienten der Pneumologen häufiger mit einer mehrgleisigen bronchialen Therapie entsprechend den Therapierichtlinien behandelt: 35 % der Patienten der Untergruppe 1 (Pneumologen) wurden mit oralen und/oder inhalativen Kortikosteroiden behandelt, während in den Untergruppen 2 (Internisten) und 3 (Allgemeinmediziner) keiner der Patienten derart behandelt wurden. Entsprechend tendierten die Patienten mit intensiverer Bronchialtherapie zu einem höheren FEV1-Wert von 74–101 % als Patienten aus den anderen Zentren mit einem FEV1-Wert von 66–78 %.

Antibiotikabedarf

Eine Antibiotika-Therapie aufgrund der akuten Exazerbation wurde bei insgesamt 51,6 % (16/31) der mit Myrtol standardisiert behandelten Patienten bzw. bei 61,2 % (30/49) der mit Plazebo behandelten Patienten notwendig. Unter Myrtol standardisiert wurden Antibiotika wegen einer Exazerbation in 62,5 % (10/16) der Fälle für die Dauer von ≤7 Tagen verabreicht, während unter Plazebo 76,7 % (23/30) Patienten die Antibiotika länger als 7 Tage erhielten (Abb. 2). Diese Ergebnisse zeigen, daß unter der Gabe von Myrtol standardisiert nicht nur weniger häufig, sondern auch im Bedarfsfall über einen kürzeren Zeitraum Antibiotika zur Behandlung der akuten Exazerbation eingesetzt werden mußten, was als ein weiterer Indikator für die Abschwächung der Bronchitismorbidität unter dem Einfluß von Myrtol standardisiert gewertet werden darf.

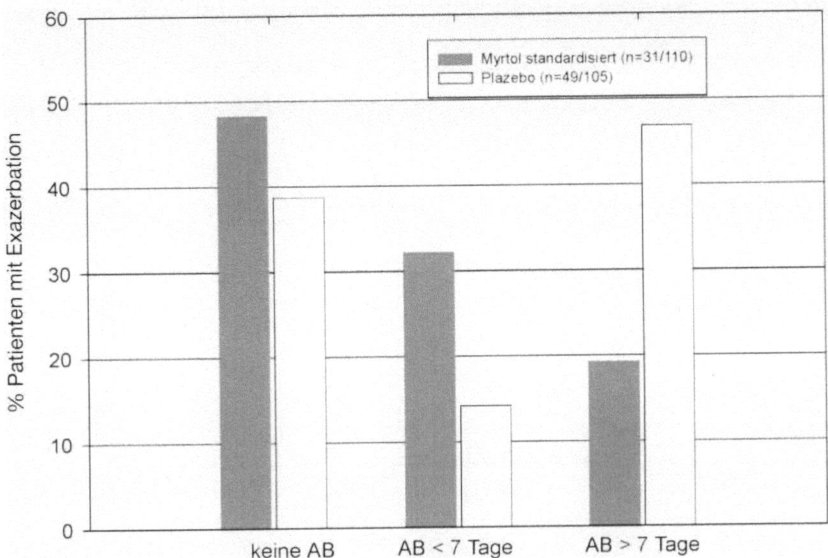

Abb. 2. Prozentualer Anteil der Patienten mit Exazerbationen mit oder ohne notwendige Antibiotika-Therapie (AB) während der 6monatigen Behandlungszeit mit entweder Myrtol standardisiert oder Plazebo („Per-protocol-Population"; p= 0,01 für die Differenz zwischen Myrtol standardisiert und Plazebo innerhalb der Gruppen, die Antibiotika erhielten)

Subjektive Beurteilung der Lebensqualität und des Therapieerfolges

Die Lebensqualität (beurteilt anhand des Allgemeinbefindens und der Beeinträchtigung durch Husten und Auswurf) verbesserte sich unter der Behandlung mit Myrtol standardisiert deutlich. Dies spiegelt sich in der größeren Anzahl der Patienten wider, die „selten" oder „nie" eine Beeinträchtigung durch Husten und Auswurf während des 6monatigen Behandlungsverlaufes angaben (Abb. 3a). In Übereinstimmung mit diesen Ergebnissen beurteilten signifikant mehr Patienten unter Myrtol standardisiert ihr Allgemeinbefinden während der Behandlungszeit von 6 Monaten als „gut" oder „sehr gut" verglichen mit Plazebo (Abb. 3b).

Dieselbe Tendenz wie bei der Beurteilung der Symptomatik und des Allgemeinbefindens war auch für die Wirksamkeit der Prüfmedikation zu sehen,

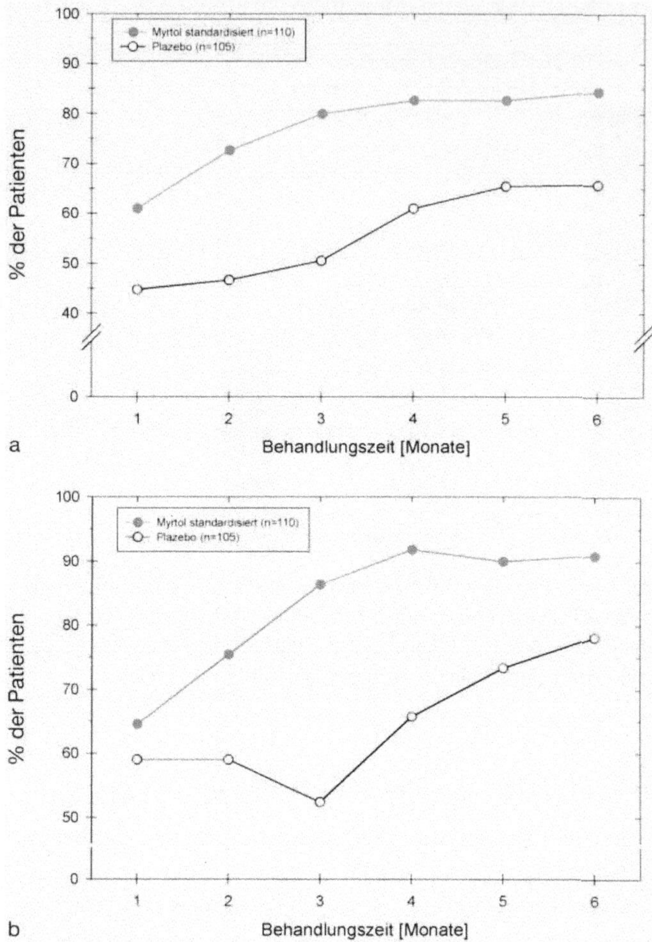

Abb. 3a, b. *a* Prozentualer Anteil der Patienten mit der Tagebuchangabe „selten" oder „nie" auftretende Beeinträchtigung des Allgemeinbefindens durch Husten und Auswurf während der 6monatigen Behandlungszeit mit Myrtol standardisiert oder Plazebo ($p<0{,}01$ für die Differenz zwischen Myrtol standardisiert und Plazebo zu allen Zeitpunkten nach dem ersten Behandlungsmonat). *b* Prozentualer Anteil der Patienten mit der Tagebuchangabe „gutes" oder „sehr gutes" Allgemeinbefinden während der 6monatigen Behandlungszeit mit Myrtol standardisiert oder Plazebo ($p<0{,}01$ für die Differenz zwischen Myrtol standardisiert und Plazebo zu allen Zeitpunkten nach dem ersten Behandlungsmonat).

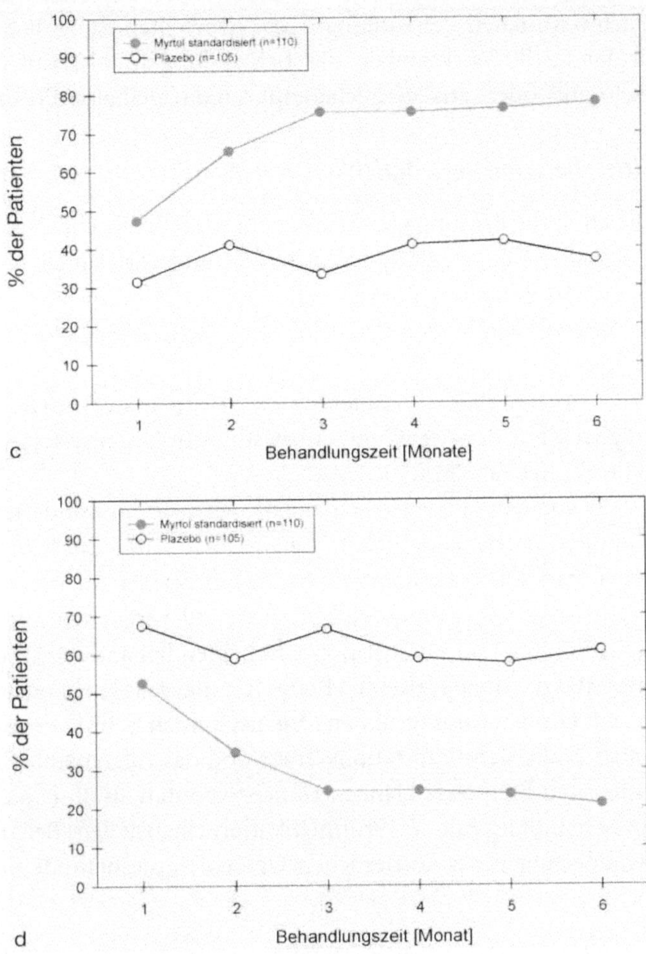

Abb. 3c, d. *c* Prozentualer Anteil der Patienten mit der Angabe des Therapieerfolges beurteilt als „sehr gut" oder „gut" während der 6monatigen Behandlungszeit mit Myrtol standardisiert oder Plazebo ($p<0{,}01$ für die Differenz zwischen Myrtol standardisiert und Plazebo zu allen Zeitpunkten nach dem ersten Behandlungsmonat). *d* Prozentualer Anteil der Patienten mit der Angabe des Therapieerfolges beurteilt als „teilweise" oder „keine" Wirksamkeit während der 6monatigen Behandlungszeit mit Myrtol standardisiert oder Plazebo ($p<0{,}01$ für die Differenz zwischen Myrtol standardisiert und Plazebo zu allen Zeitpunkten nach dem ersten Behandlungsmonat)

die eindeutig höher für Myrtol standardisiert bewertet wurde (Abb. 3c, d): Nach 6 Monaten Behandlungsdauer beurteilten ca. 75 % der Patienten und Prüfärzte die Wirksamkeit der Behandlung mit Myrtol standardisiert als „sehr gut" oder „gut" verglichen mit nur angenähert 40 % unter Plazebo.

Sicherheit und Verträglichkeit von Myrtol standardisiert

Die klinische Prüfung wurde unter enger medizinischer Beobachtung durchgeführt. Die Beurteilung der Sicherheit und Verträglichkeit erfolgte anhand einer körperlichen Untersuchung, der Bestimmung von Labor- und Vitalparametern sowie der Erfassung von (schwerwiegenden) unerwünschten Ereignissen.

Die Anzahl unerwünschter Ereignisse (mehr als eine Nennung pro Patient möglich) mit der Verteilung auf bestimmte Organsysteme (WHO-Klassifikation) zeigt Tabelle 6.

158 von den 260 Patienten, die die Medikation mindestens einmal eingenommen hatten, berichteten über insgesamt 371 unerwünschte Ereignisse. Bei 56 von den 131 Patienten (42,7 %) in der Myrtol-standardisiert-Gruppe traten keine unerwünschten Ereignisse auf verglichen mit 46 von den 129 Patienten (35,7 %) unter Plazebo. In beiden Behandlungsgruppen wurde die Intensität der unerwünschten Ereignisse meist als leicht oder mittelmäßig bewertet. Die Zuordnung zu den Organsystemen betraf vorrangig den Magen-Darm-Trakt, den Respirations-Trakt und das Allgemeinbefinden. Die unerwünschten Ereignisse klangen zumeist spontan ab ohne die Notwendigkeit, die Behandlung mit der Prüfmedikation einzustellen. Behandlungsbedingte Veränderungen der körperlichen Untersuchungsbefunde oder der kontrol-

Tabelle 6. Verteilung der unerwünschten Ereignisse auf bestimmte Organsysteme (WHO-Klassifikation/Gesamtzahl der exponierten Patienten)

	Magen-Darm-Trakt	Respirations-Trakt	Hautallergien	Allgemeinbefinden	Andere Systeme
Myrtol stand.	30	30	7	24	110
Plazebo	24	26	9	37	74
Gesamt	54	56	16	61	184

lierten Labor- und Vitalparameter traten während des Studienverlaufes nicht auf. Beide Behandlungen wurden gleichermaßen gut vertragen.

Zusammenfassende Bewertung

Akute Exazerbationen, die zumeist durch bakterielle und/oder virale Atemwegsinfekte ausgelöst werden, stellen die häufigste Komplikation der chronischen Bronchitis dar. Symptome wie eitriger Auswurf, verstärkter Husten, zunehmende Kurzatmigkeit – nicht selten in Kombination mit einer Erkältungssymptomatik oder sogar Fieber – führen vor allem während der Wintermonate zu einer mitunter dramatischen Verschlechterung des Krankheitsbildes.

Die Therapie der akuten Bronchitis-Exazerbation umfaßt neben einer optimierten Basistherapie gemäß den geltenden Richtlinien (Celli et al. 1995; Siafakas et al. 1995; Wettengel et al. 1995) zumeist die befristete Gabe eines Antibiotikums (Allegra et al. 1996) und/oder eines Glukokortikoids. Die akute Bronchitisexazerbation stellt aber auch eine Indikation für den Einsatz von Mukopharmaka dar. Klinische Studien mit N-Acetylcystein (Boman et al. 1983; British Thoracic Society Research Committee 1985; Grassi und Morandini 1976; Hansen et al. 1994; Meister 1986; Multicenter Study Group 1980; Parr und Huitson 1987; Rasmussen und Gelnnow 1988) und Ambroxol (Olivieri et al. 1987; Cegla 1988) haben ergeben, daß die Substanzen nicht nur zur Linderung der akuten Symptomatik, sondern auch im Sinne einer vorbeugenden Maßnahme sinnvoll eingesetzt werden können. Übereinstimmend zeigte sich in den Studien, daß vor allem durch N-Acetylcystein, aber auch durch Ambroxol, die Rate der Bronchitisexazerbationen während einer 6monatigen Behandlung in der Wintersaison gesenkt werden konnte, in mehreren Studien auch mit eindeutiger statistischer Signifikanz. Die Gabe der Mukolytika war nicht nur im Vergleich zur Plazebo-Medikation protektiv gegenüber Bronchitisexazerbationen, sondern führte auch in mehreren Studien zu einem deutlich geringeren Antibiotika-Bedarf zur Behandlung der Exazerbationen. (Boman et al. 1983; British Thoracic Society Research Committee 1985; Cegla 1988; Meister 1986; Multicenter Study Group 1980; Olivieri et al. 1987; Rasmussen und Gelnnow 1988).

In einer vorausgegangenen Plazebo-kontrollierten Doppelblindstudie mit Myrtol standardisiert konnte eine deutliche Abschwächung der Bronchitissymptomatik bzw. der Exazerbationsmorbidität bei Patienten mit chronischer Bronchitis nachgewiesen werden (Ulmer und Schött 1991). Ausgehend von diesen Ergebnissen sollte in der vorliegenden Studie untersucht werden, ob die Langzeittherapie mit Myrtol standardisiert (6 Monate während des Winterhalbjahres) zu einer Senkung der Exazerbationrate und zu einer Abschwächung der Exazerbationssymptomatik bei Patienten mit chronischer Bronchitis führt.

Die Plazebo-kontrollierte Doppelblindstudie zeigte mit statistischer Signifikanz, daß die Patienten, die mit Myrtol standardisiert über 6 Monate behandelt wurden, weniger häufig an einer akuten Exazerbation erkrankten als die des Plazebo-Kollektivs. In der Verum-Gruppe blieben 71,8 % und in der Plazebo-Gruppe 53,3 % der Patienten frei von Exazerbationen ($p<0{,}01$). Das Auftreten der akuten Exazerbation zeigte im Studienverlauf in der Plazebo-Gruppe einen für die Jahreszeit typischen Morbiditätsgipfel im dritten Behandlungsmonat (Winterzeitraum von Dezember bis Februar). Dieser Gipfel war in der Patientengruppe, die mit Myrtol standardisiert behandelt wurde, nicht vorhanden.

Eine Antibiotika-Behandlung wurde bei 51,6 % der Patienten in der Verum-Gruppe und bei 61,2 % der Patienten in der Plazebo-Gruppe zur Beherrschung der Exazerbation erforderlich. Bei den mit Myrtol standardisiert behandelten Patienten wurden Antibiotika wegen der Exazerbation in 62,5 % der Fälle für die Dauer von ≤ 7 Tagen verabreicht, während 76,7 % der mit Plazebo behandelten Patienten Antibiotika länger als 7 Tage benötigten. Die Lebensqualität (beurteilt anhand des Allgemeinbefindens und der Beeinträchtigung durch Husten und Auswurf) verbesserte sich unter der Behandlung mit Myrtol standardisiert im Vergleich zur Plazebo-Therapie signifikant.

Gleichartig wurde auch die Wirksamkeit der Prüfmedikation beurteilt. Den Therapieerfolg von Myrtol standardisiert bewerteten sowohl die Patienten selbst als auch die Prüfärzte signifikant höher gegenüber der Plazebo-Medikation. Dieses Ergebnis steht im Einklang mit dem der zuvor erwähnten Plazebo-kontrollierten Doppelblindstudie (Ulmer und Schött 1991), in der die Wirksamkeit von Myrtol standardisiert in der Behandlung der akuten

Exazerbation schon nach einer zweiwöchigen Therapiedauer deutlich besser beurteilt wurde als die Wirksamkeit von Plazebo.

Bezüglich des Unterschiedes zwischen Verum und Plazebo gab es in der vorliegenden Studie zentrumsspezifische Effekte. Unter den Patienten, die von Ärzten für Allgemeinmedizin und von Internisten behandelt wurden, waren mehr als die Hälfte ohne Basistherapie der chronischen Bronchitis. Sie wiesen auch niedrigere FEV_1-Werte auf. Hier zeigte sich ein deutlicher Vorteil zugunsten der mit Myrtol standardisiert Behandelten im Vergleich zu Plazebo. Anders dagegen bei den Patienten, die von Pneumologen behandelt wurden und zu einem hohen Anteil eine Basistherapie der chronischen Bronchitis einschließlich inhalativer oder systemischer Glukokortikoide erhielten und darunter auch höhere FEV_1-Werte aufzuweisen hatten. In dieser Gruppe ergab sich kein wesentlicher therapeutischer Vorteil durch die Zusatzmedikation von Myrtol standardisiert. Die Exazerbationsrate lag in der Verum- und Plazebo-Gruppe in der gleichen Größenordnung. Durch die suffiziente Basistherapie der chronischen Bronchitis war die Rate der exazerbationsfreien Patienten unter Plazebo in der Untergruppe 1 mit 69 % höher als in den Untergruppen 2 und 3. Besonders groß war der Unterschied zur Untergruppe 3. Hier lag die Rate bei 29 %. Dieses differente Ergebnis war ganz überwiegend auf die Basistherapie der chronischen Bronchitis zurückzuführen, die sich je nach behandelndem Arzt unterschied. Allerdings zeigte sich auch durch die Gruppenanalyse, daß Myrtol standardisiert gleichermaßen schützend gegenüber Exazerbationen wirkt wie die übliche Bronchitistherapie mit β_2-Sympathikomimetika, Parasympathikolytika, Theophyllin und gegebenenfalls auch inhalativen oder systemischen Kortikoiden. Um die winterliche Exazerbationsrate zu reduzieren, könnte somit auch Myrtol standardisiert gleichrangig mit diesen Therapeutika eingesetzt werden. Schwere Verläufe der chronischen Bronchitis mit ausgeprägter Bronchialobstruktion bedürfen selbstverständlich einer intensiven mehrgleisigen Therapie mit Brochodilatatoren und gegebenenfalls Glukokortikoiden.

Die Sicherheit und Verträglichkeit von Myrtol standardisiert waren über die Behandlungsdauer von 6 Monaten nach subjektiven und objektiven Kriterien ebenso gut wie die von der Plazebo-Medikation. Damit bestätigten sich die Ergebnisse früherer Studien (Federspil et al. 1997; Ulmer und Schött 1991).

Somit ist Myrtol standardisiert in der Langzeitbehandlung von Patienten mit chronischer Bronchitis bei gleich guter Verträglichkeit wie Plazebo diesem jedoch signifikant überlegen hinsichtlich der Wirksamkeit. Sowohl die Rate der akuten Infektexazerbation im Winter als auch die Intensität der Symptomatik, der Antibiotikabedarf und die Beeinträchtigung der Lebensqualität durch Husten und Auswurf werden nach den Ergebnissen dieser Studie durch Myrtol standardisiert statistisch signifikant und in einem klinisch relevanten Ausmaß gesenkt. Die Ergebnisse ermutigen zu dem Einsatz einer regelmäßigen mukolytischen Behandlung zur Exazerbationsprävention bei Patienten mit chronischer Bronchitis während der Wintermonate, wobei vor allem der Einsatz als Monotherapie bei all jenen Patienten mit leichter bis mittelgradiger chronischer Bronchitis ohne regelmäßigen Bedarf an einer mehrgleisigen Basistherapie mit β_2-Sympathikomimetika, Anticholinergika, Theophyllin und/oder Glukokortikoiden in Betracht kommt.

Literatur

1. Allegra L, Konietzko N et al. (1996) Comparative safety and efficacy of sparfloxacin in the treatment of acute exacerbations of chronic pulmonary disease: a double-blind, randomised, parallel, multizebtre study. J Antimicrobial Chemotherapy 37 (Suppl A): 93-104
2. Anthonisen NR, Manfreda J et al. (1987) Antibiotic therapy in exacerbations of chronic obstructive pulmonary disease. Ann Intern Med 106:196-204
3. Behrbohm H, Kaschke O, Sydow K (1995) Der Einfluß des pflanzlichen Sekretolytikums Gelomyrtol® forte auf die mukoziliäre Clearance der Kieferhöhle. Laryngo-Rhino-Otol 74:733-737
4. Boman G, Backer U, Larsson S et al. (1983) Oral acetylcysteine reduces exacerbation rate in chronic bronchitis: report of a trial organized by the Swedish Society for Pulmonary Diseases. Eur J Respir Dis 64:405-415
5. British Thoracic Society Research Committee (1985) Oral N-acetylcysteine and exacerbation rates in patients with chronic bronchitis and severe airway obstruction. Thorax 40:832-835
6. Cegla UH (1988) Langzeittherapie über 2 Jahre mit Ambroxol (Mucosolvan®) Retardkapseln bei Patienten mit chronischer Bronchitis. Ergebnisse einer Doppelblindstudie an 180 Patienten. Prax Klin Pneumol 42:715-721
7. Celli B, Snider GL, Heffner J et al. (1995) Standards for the diagnosis and care of patients with chronic obstructive pulmonary disease. Am J Respir Crit Care Med 152 (Suppl): S77-S120

8. Deutsche Liga zur Bekämpfung der Atemwegserkrankungen (1988) Empfehlungen für ein Stufenschema der medikamentösen Langzeittherapie obstruktiver Atemwegserkrankungen. Dtsch Med Wochenschr 113:1609-1612
9. Dorow P, Weiss T, Felix R et al. (1987) Einfluß eines Sekretolytikums und einer Kombination von α-Pinen, Limonen und Cineol auf die mukoziliäre Clearance bei Patienten mit chronisch obstruktiver Atemwegserkrankung. Arzneim Forsch/ Drug Res 37:1378-1381
10. Ewig S, Merget R et al. (1997) Diagnostik der akuten Exazerbation der chronisch-obstruktiven Lungenerkrankung (COPD). Atemw-Lungenkrkh 23:248-252
11. Federspil P, Wulkow R, Zimmermann T (1997) Wirkung von Myrtol standardisiert bei der Therapie der akuten Sinusitis – Ergebnisse einer doppelblinden, randomisierten Multicenterstudie gegen Plazebo. Laryngo-Rhino-Otol 76:23-27
12. Grassi C, Morandini GC (1976) A controlled trial of intermittent oral acetylcysteine in the long-term treatment of chronic bronchitis. Eur J Clin Pharmacol 9:393-396
13. Hansen NCG, Skriver A, Brorsen-Riis L et al. (1994) Orally administered N-acetylcysteine may improve general well-being in patients with mild chronic bronchitis. Respir Med 88:531-535
14. Juergens UR, Stöber M, Vetter H (1998) Steroidartige Hemmung des monozytären Arachidonsäuremetabolismus und der IL-1ß-Produktion durch 1.8-Cineol. Atemw-Lungenkrkh 24:3-11
15. Mahler DA, Faryniarz RN et al. (1992) Impact of dyspnea and physiologic function on general health status in patients with chronic obstructive pulmonary disease. Chest 102:395-401
16. Meister R (1986) Langzeittherapie mit Acetylcystein Retard-Tabletten bei Patienten mit chronischer Bronchitis. Eine doppelblinde, placebokontrollierte Studie. Forum Prakt Allg Arzt 25:18-22
17. Morgan EJ, Petty TL (1990) Summary of the National Mucolytic Study. Chest 97 (Suppl): 24S-27S
18. Multicenter Study Group (1980) Long-term oral acetylcysteine in chronic bronchitis. A double-blind controlled study. Eur J Respir Dis 61 (Suppl 111): 93-108
19. Murphy TF, Sethi S (1992) Bacterial infection in chronic obstructive pulmonary disease. Am Rev Respir Dis 146:1067-1083
20. Nowak D (1995) Sozialmedizin, Rehabilitation, Begutachtung. In: Konietzko N (Hrsg) Bronchitis. Urban & Schwarzenberg, München, S 233-253
21. Olivieri D, Zavattini G, Tomasini G et al. (1987) Ambroxol for the prevention of chronic bronchitis exacerbations. Long-term multicenter trial. Respiration 51 (Suppl 1):42-51
22. Parr GD, Huitson A (1987) Oral Fabrol (oral N-acetylcysteine) in chronic bronchitis. Br J Dis Chest 81:341-348

23. Petty TL (1990) The National Mucolytic Study. Results of a randomized, double-blind, Plazebo-controlled study of iodinated glycerol in chronic obstructive bronchitis. Chest 97:75-83
24. Rasmussen JB, Gelnnow G (1988) Reduction in days of illness after long-term treatment with N-acetylcysteine controlled-release tablets in patients with chronic bronchitis. Eur Respir J 1:351-355
25. Siafakas NM, Vermeire P, Pride NB et al. (1995) Optimal assessment and management of patients with chronic obstructive pulmonary disease (COPD). Eur Respir J 8:1398-1420
26. Ulmer WT, Schött D (1991) Chronisch-obstruktive Bronchitis. Wirkung von Gelomyrtol® forte in einer plazebokontrollierten Doppelblindstudie. Fortschr Med 109:547-550
27. Wettengel R, Böhning W, Cegla U et al. (1995) Empfehlungen der Deutschen Atemwegsliga zur Behandlung von Patienten mit chronisch obstruktiver Bronchitis und Lungenemphysem. Med Klin 90:3-7
28. Wright JL, Hobson JE et al. (1988) Airway inflammation and peribronchial attachements in the lungs of non-smokers, current smokers and ex-smokers. Lung 166:277-286
29. Zimmermann T, Seiberling M, Thomann P et al. (1995) Untersuchungen zur Bioverfügbarkeit und zur Pharmakokinetik von Myrtol standardisiert. Arzneim Forsch/Drug Res 45 (II):1198-1201

Sachverzeichnis